恶性间皮瘤
简明诊疗问答

主编 毛伟敏 卢红阳 程 蕾

辽宁科学技术出版社
LIAONING SCIENCE AND TECHNOLOGY PUBLISHING HOUSE

拂石医典
FU SHI MEDBOOK

图书在版编目（CIP）数据

恶性间皮瘤简明诊疗问答 / 毛伟敏，卢红阳，程蕾主编. —
沈阳：辽宁科学技术出版社，2024.1
ISBN 978-7-5591-3256-7

Ⅰ．①恶…　Ⅱ．①毛…　②卢…　③程…　Ⅲ．①间皮瘤—诊
疗—问题解答　Ⅳ．①R730.262-44

中国版国家版本馆CIP数据核字（2023）第197199号

出版发行：辽宁科学技术出版社
　　　　　北京拂石医典图书有限公司
地　　址：北京海淀区车公庄西路华通大厦 B 座 15 层
联系电话：010-57262361/024-23284376
E-mail：fushimedbook@163.com
印 刷 者：北京天恒嘉业印刷有限公司
经 销 者：各地新华书店

幅面尺寸：140mm×203mm
字　　数：100 千字
印　　张：4.875
出版时间：2024 年 1 月第 1 版
印刷时间：2024 年 1 月第 1 次印刷

责任编辑：陈　颖　刘轶然
责任校对：梁晓洁
封面设计：潇　潇
封面制作：潇　潇
版式设计：天地鹏博
责任印制：丁　艾

如有质量问题，请速与印务部联系
联系电话：010-57262361

定　　价：60.00 元

前　言

　　恶性间皮瘤（malignant mesothelioma，MM）是一种来源于胸膜或其他部位间皮细胞的恶性肿瘤，来源于胸膜的约占80%，其他部位包括腹膜、心包和睾丸鞘膜等，发病率为 1/100万～2/100万，正逐年上升。恶性胸膜间皮瘤（malignant pleural mesothelioma，MPM）起病隐匿，初诊时多为晚期，局部侵袭性强，疗效欠佳，患者中位总生存时间约为1年，5年生存率仅约10%。MPM的组织学亚型包括：上皮样型、双相型和肉瘤样型。双相型和肉瘤样型间皮瘤患者总生存期比上皮样型间皮瘤差。多学科诊疗模式是现阶段早期MM患者的首选治疗模式，由多个学科专家根据患者病情做出个体化的治疗策略。随着免疫治疗的发展，MPM患者的生存得到了改善。目前纳武利尤单抗联合伊匹单抗获我国国家药监局批准用于不可接受手术切除的初治非上皮样MPM成人患者。

　　鉴于MM发病率偏低，目前临床医师对MM的认知及诊疗水平不甚相同，为进一步提高MM诊疗的同质性和规范性，我们撰写了这本《恶性间皮瘤简明诊疗问答》。本书分别从恶性间皮瘤的流行病学特征、影像学诊断、病理学诊断、疾病分期、手术治疗、内科治疗、放射治疗、支持治疗和中医治疗等9个方面，采用问答的形式，列举了读者关心的112个问题，并逐一解答。本书的特点在于内容的全面性与权威性，同时采用了通俗易懂的语言风格，使读者能够轻松理解和掌握相关知识。

书中的图片和表格生动形象地展示了恶性间皮瘤的影像学表现、病理学特征和诊断流程等，使得信息更加直观易懂。此外，本书还提供了恶性间皮瘤的流行病学数据和治疗指南等方面的信息，这些信息可以帮助读者更好地了解这种疾病。本书的编写得到了许多专家和学者的支持，他们提供了宝贵的意见和建议，使得本书更加专业、权威和全面。同时，我们也感谢所有参与编写本书的人员，他们的辛勤工作使得这本书能够顺利出版。

目 录

第 1 篇　恶性胸膜间皮瘤的流行病学特征

Q1：恶性胸膜间皮瘤的发病率和死亡率为多少？
　　男性和女性发病率是否有差异？ ……………… 3
Q2：间皮瘤发病和死亡的年龄分布？ …………… 4
Q3：间皮瘤发病和死亡的时间趋势？ …………… 5
Q4：MPM的病因及危险因素有哪些？ …………… 6
Q5：中国MPM的发病率与石棉地理分布是否存在
　　相关性？ ……………………………………… 7
Q6：石棉暴露与MPM的发生是否存在剂量相关性？ … 8
Q7：MPM的发生是否与基因突变有关？ ………… 9
Q8：MPM的发生是否与基因和环境的交互作用有关？ …10
Q9：如何预防和控制MPM？ ……………………11
参考文献 ……………………………………………11

第 2 篇　影像学诊断

Q10：影像学评估在胸膜间皮瘤诊断中有何作用？ ……17
Q11：胸膜间皮瘤的检查中，如何选择最适合的
　　　影像检查方法？ ……………………………18
Q12：胸膜间皮瘤在X线胸片中有哪些表现？ …………18
Q13：胸膜间皮瘤在CT中有哪些表现？ …………19
Q14：胸膜间皮瘤在MRI中有哪些表现？ ………24

Q15：胸膜间皮瘤首选的影像学检查是什么？ ⋯⋯⋯⋯25
Q16：胸膜间皮瘤CT扫描诊断的敏感性和特异性
如何？ ⋯⋯⋯⋯⋯⋯⋯⋯⋯⋯⋯⋯⋯⋯⋯⋯⋯⋯26
Q17：MRI检查在MPM诊断中的优劣势？ ⋯⋯⋯⋯⋯27
Q18：CT和MRI在肿瘤局部侵犯的影像学评估中
的应用价值如何？ ⋯⋯⋯⋯⋯⋯⋯⋯⋯⋯⋯⋯⋯28
Q19：CT和MRI检测在MPM淋巴结转移的应用？ ⋯⋯29
Q20：胸腔积液是否会影响影像学评估？ ⋯⋯⋯⋯⋯30
Q21：CT报告阴性，但有胸腔积液的患者该如何
进行下一步检测？ ⋯⋯⋯⋯⋯⋯⋯⋯⋯⋯⋯⋯⋯31
Q22：PET-CT在MPM的诊断与鉴别诊断中有何
价值？ 敏感性及特异性如何？ ⋯⋯⋯⋯⋯⋯⋯31
Q23：PET-CT相比单纯CT或MRI具有哪些优势？ ⋯⋯36
Q24：PET-CT在MPM的分期评估中具有哪些优势？ ⋯36
Q25：PET-CT在MPM的疗效评估及随访中的应用
价值如何？ ⋯⋯⋯⋯⋯⋯⋯⋯⋯⋯⋯⋯⋯⋯⋯⋯37
Q26：PET-CT是否可应用于MPM放疗的生物靶区
勾画？ ⋯⋯⋯⋯⋯⋯⋯⋯⋯⋯⋯⋯⋯⋯⋯⋯⋯⋯38
Q27：PET-CT是否可用于指导穿刺活检？ ⋯⋯⋯⋯⋯38
Q28：胸膜钙化是MPM的特征性表现吗？ ⋯⋯⋯⋯⋯38
Q29：胸膜水平上钙化病灶是否会影响影像学
评估？ ⋯⋯⋯⋯⋯⋯⋯⋯⋯⋯⋯⋯⋯⋯⋯⋯⋯⋯39
Q30：MPM在影像学上需要与哪些病变相鉴别？ ⋯⋯⋯40
Q31：胸膜间皮瘤胸膜增厚需要与哪些病变鉴别？ ⋯⋯41
Q32：影像学检测在肿瘤治疗疗效评估中的应用？ ⋯⋯42
Q33：影像手段如何辅助组织活检？ ⋯⋯⋯⋯⋯⋯⋯⋯44
Q34：胸腔镜在MPM诊断中的临床应用价值如何？ ⋯⋯44
Q35：需要明确MPM的组织学诊断时，与CT引导
下穿刺相比，是否可以采用超声引导下经

　　　皮肺胸膜活检术？ ················· 45

Q36：当MPM患者出现胸腔积液情况时，是否能够
　　　采用超声评估，以及使用经皮超声引导下胸
　　　腔积液穿刺术？ ················· 47

Q37：支气管内超声（EBUS）在MPM淋巴结分期
　　　中的应用？ ··················· 48

Q38：支气管内超声相比纵隔镜的优势？ ······· 48

Q39：食管内窥镜超声（EUS）在MPM淋巴结分期
　　　中的应用？ ··················· 49

参考文献 ······················· 50

第**3**篇　**病理学诊断**

Q40：如何鉴别原发性MPM或胸膜转移瘤？ ······· 57

Q41：原发性胸膜间皮瘤良恶性如何鉴别？ ······· 58

Q42：胸膜间皮瘤最典型的病理学特征是什么？
　　　相关免疫组化标志物是否可用于区分
　　　MPM的不同病理类型？ ············· 59

Q43：进行胸膜间皮瘤病理诊断的样本质量和
　　　数量要求？ ··················· 59

Q44：内科胸腔镜检查如何提高胸膜间皮瘤的
　　　诊断率？ ···················· 60

Q45：上皮样型MPM的细胞学特征及其诊断难点？ ··· 61

Q46：肉瘤样MPM的细胞学特征及其诊断难点？ ···· 63

Q47：双相型MPM的细胞学特征及其诊断难点？ ···· 63

Q48：*BAP1*基因突变在MPM疾病诊断、良恶性
　　　鉴别，及组织学判定中的应用？ ········ 63

Q49：是否还有其他基因突变可应用于MPM的
　　　诊断及鉴别？ ················· 64

Q50：胸腔积液的细胞学检查在MPM诊断中的应用？ ⋯65

参考文献 ⋯⋯⋯⋯⋯⋯⋯⋯⋯⋯⋯⋯⋯⋯⋯⋯⋯66

第4篇 疾病分期

Q51：TNM分期系统在MPM中的应用？ ⋯⋯⋯⋯⋯71

Q52：UICC-IMIG分期系统与TNM分期的对应关系？ ⋯72

Q53：疾病分期评估所需的影像学检测手段有哪些？ ⋯75

Q54：MPM分期诊断流程？ ⋯⋯⋯⋯⋯⋯⋯⋯⋯⋯76

Q55：胸膜间皮瘤的症状有哪些？ ⋯⋯⋯⋯⋯⋯⋯77

参考文献 ⋯⋯⋯⋯⋯⋯⋯⋯⋯⋯⋯⋯⋯⋯⋯⋯⋯78

第5篇 手术治疗

Q56：被诊断为早期且身体健康的患者可选择手术
治疗，术式选择有哪些？ ⋯⋯⋯⋯⋯⋯⋯⋯81

Q57：胸膜切除/剥脱术（P/D）是否比胸膜外全肺
切除术（EPP）更优？ ⋯⋯⋯⋯⋯⋯⋯⋯⋯81

Q58：早期可手术患者围手术期化疗能否提高生存
获益？ ⋯⋯⋯⋯⋯⋯⋯⋯⋯⋯⋯⋯⋯⋯⋯82

Q59：早期可手术患者术前化疗诱导加术后辅助
放疗，是否能带来更高的生存获益？ ⋯⋯⋯⋯83

Q60：对于可手术的MPM患者，采用胸膜切除/
剥脱术（P/D）联合诱导化疗和/或辅助放疗
是否比非手术治疗方式（化疗和/或放疗）
更好？ ⋯⋯⋯⋯⋯⋯⋯⋯⋯⋯⋯⋯⋯⋯⋯84

Q61：淋巴结转移状态是否会影响到术式选择？ N_0、
N_1和N_2手术方式有何差异？ ⋯⋯⋯⋯⋯⋯84

Q62：不同疾病分期的患者在术式选择上是否存在

差异？ •• 85

Q63：手术能否为复发性或多发性MPM患者带来
　　　获益？ ••• 86

Q64：对于可切除的MPM患者，根治性淋巴结切除
　　　术是否优于抽样淋巴结切除术？ •••••••••••••• 86

Q65：MPM的手术原则是什么？多学科诊疗模式
　　　（MDT）在其中扮演什么角色？ ••••••••••••• 87

Q66：MPM的病理类型是否会影响手术治疗？ •••••• 87

Q67：对于可手术MPM患者，术前是否需要进行
　　　化学胸膜固定术？ ••••••••••••••••••••••••••••••• 88

Q68：胸膜固定术如何应用到MPM患者的支持治疗
　　　中？ •• 88

Q69：如何选择胸膜固定术硬化剂？ •••••••••••••••••• 89

Q70：电视胸腔镜辅助局部胸膜切除术（VATS-PP）
　　　在症状缓解中的应用如何？ •••••••••••••••••••• 89

参考文献 ••• 90

第6篇　内科治疗

6.1　一线治疗推荐 ••••••••••••••••••••••••••••••••••••••• 95

Q71：在不可切除的MPM患者中，单药化疗与最佳
　　　支持治疗相比是否具有优势？ •••••••••••••••• 95

Q72：对于不可切除MPM患者的一线治疗，双药
　　　化疗或三药化疗与最佳支持治疗相比，治
　　　疗获益优势如何？ ••••••••••••••••••••••••••••••• 96

Q73：对于晚期MPM患者的一线化疗选择，不同
　　　化疗方案之间的获益差异如何？ •••••••••••••• 97

Q74：对于经培美曲塞治疗达到疾病缓解或疾病
　　　稳定的患者，继续使用培美曲塞治疗能否

带来获益？ ……………………………………………98

Q75：年龄是否会影响到患者化疗用药的选择？ ………98

Q76：组织学类型是否会影响MPM患者化疗用药
选择或化疗疗效？ ……………………………………99

Q77：对于不可切除MPM患者，是否有靶向药物
可用于一线治疗？ …………………………… 100

Q78：MPM是否需要维持治疗？ ………………………… 100

Q79：在不可切除的MPM患者中，免疫检查点
抑制剂相比一线化疗标准治疗带来的生存
获益如何？ …………………………………… 101

Q80：不同组织学类型的MPM患者接受一线免疫
治疗的疗效是否存在差异？ …………………… 102

Q81：PD-L1表达对于免疫一线治疗疗效是否有
预测作用？ …………………………………… 103

Q82：免疫检查点抑制剂治疗MPM的影像学评估
标准是什么？ ………………………………… 103

6.2　二线及以上治疗推荐 …………………………… 104

Q83：对于晚期二线MPM患者，有哪些化疗方案
选择？ ………………………………………… 104

Q84：对于复发性不可切除MPM患者，是否有
证据支持培美曲塞用于二线再治疗？ ………… 105

Q85：目前MPM二线化疗的最佳方案是什么？ ……… 106

Q86：MPM患者是否有可用于二线治疗的靶向
药物？ ………………………………………… 106

Q87：对于不可切除的晚期MPM患者二线治疗，
是否有证据支持免疫治疗能带来生存获益？ … 107

Q88：PD-L1表达对于MPM二线及后线免疫治疗
疗效的预测作用如何？ ……………………… 109

Q89：不同组织学类型的MPM患者接受二线及

以上免疫治疗的疗效是否存在差异？ ·········· 109

Q90：免疫治疗进展后患者的治疗选择还有哪些？ ··· 110

Q91：是否有更好的疗效评估标准用于评估晚期
　　　胸膜间皮瘤的治疗效果？ ··················· 110

6.3　治疗新进展 ······························ 111

Q92：电场治疗联合化疗在恶性间皮瘤中的作用？ ··· 111

参考文献 ····································· 112

第 7 篇　放射治疗

Q93：EPP术后是否考虑辅助放疗降低局部复
　　　发率？ ··································· 119

Q94：EPP术后有哪些术后放疗模式选择？ ·········· 119

Q95：胸膜外全肺切除术（EPP）R0切除术后，如何
　　　选择放疗的剂量？ ······················· 120

Q96：P/D术后是否考虑辅助放疗降低局部复发？ ··· 121

Q97：在确定大体肿瘤体积（gross tumour volume,
　　　GTV）和计划靶体积（planning target volume,
　　　PTV）时，应参照哪种肿瘤影像学评估方式
　　　（CT、PET–CT、MRI）？ ················· 122

Q98：脊柱L2段膈肌脚区域可进行术后放疗吗？ ····· 122

Q99：由于局部复发好发于胸腔手术设备（如胸膜
　　　抽吸、活检、胸腔引流和胸腔镜检查）侵犯
　　　的区域，胸部手术部位是否应及早接受预防
　　　性放射治疗？ ····························· 123

Q100：对于不可手术的局限性MPM患者，应该选
　　　　择单纯放疗还是联合化疗？ ················· 124

Q101：对于晚期患者，低分割放射治疗能否有效
　　　　缓解胸痛和/或纵隔综合征？ ················· 124

Q102：放疗在MPM治疗中有什么作用？ ·············· 125

参考文献 ··· 125

第 8 篇　支持治疗

Q103：姑息性手术治疗的目的及选择？ ·············· 131

Q104：可针对哪些病灶进行姑息性放疗？ ·············· 131

Q105：姑息性放射治疗方式应选择3D适形放射
治疗还是IMRT？放射剂量是多少？ ·········· 132

Q106：如何考量姑息性放射治疗介入的时机？ ······ 132

Q107：有哪些可以推荐的缓解癌症疼痛的治疗
方式？ ··· 133

Q108：对于晚期后线患者，如何有效平衡保证
生存质量与避免过度医疗？ ·············· 134

Q109：是否有有效的心理干预机制应用到MPM
患者的姑息治疗中？ ························· 135

Q110：恶性间皮瘤的生存率如何？ ·············· 136

参考文献 ··· 137

第 9 篇　中医治疗

Q111：恶性间皮瘤的中医病因病机？ ·············· 141

Q112：恶性间皮瘤急性期和缓解期的中医治法及
代表方剂？ ··· 141

参考文献 ··· 142

第 1 篇

恶性胸膜间皮瘤的
流行病学特征

Q1：恶性胸膜间皮瘤的发病率和死亡率为多少？男性和女性发病率是否有差异？

答：全球和我国的数据显示，恶性胸膜间皮瘤总体发病率较低，男性发病率显著高于女性。

- 具体流行病学数据如下：

  • 2020年全球恶性间皮瘤新发病例数为30870例，占全球新发恶性肿瘤的0.2%，死亡病例数为26278例，占全球恶性肿瘤死亡病例数的0.3%[1]。

  • 2019中国肿瘤登记年报显示，2016年中国间皮瘤的新发病例数为583例，其中恶性胸膜间皮瘤（malignant pleural mesothelioma，MPM）〔国际疾病分类（ICD10）编码为C45.0〕的新发病例数为330例，发病率约为0.86/100万，标化发病率（Segi's世界标准人口）为0.53/100万，发病率趋势无明显变化；MPM死亡215例，死亡率约为0.56/100万[2]。

  • 2020年，全球男性MPM发病率为21560例，年龄标化发病率为0.5/10万人年，男性MPM死亡18681例，年龄标化死亡率为0.4/10万人年；全球女性MPM发病率为9310例，年龄标化发病率为0.2/10万人年，女性MPM死亡7597例，年龄标化死亡率为0.1/10万人年[1]。总体来看，男性的间皮瘤发病率和死亡率均高于女性[1,2]。

3

Q2：间皮瘤发病和死亡的年龄分布?

答：间皮瘤可发生于任何年龄，多发于中老年人。我国恶性间皮瘤的年龄别发病率和死亡率至35岁或40岁之后快速增长，至80岁或85岁以上达到高峰。与欧美国家相比，我国间皮瘤的发病年龄较年轻。

- 我国恶性间皮瘤的年龄别发病率和死亡率至35岁或40岁之后快速增长，至80岁或85岁以上达到高峰，见图1-1[3]。

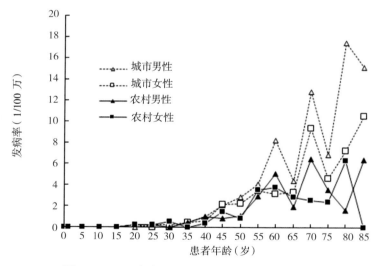

图1-1　2013年中国恶性胸膜间皮瘤发生率情况

- 美国监测、流行病学及结局项目数据库（Surveillance, Epidemiology, and End Results，SEER）的癌症统计数据显示，美国的恶性间皮瘤年龄别发病率在54岁以下相对较

低，在55岁之后随着年龄的增长发病率快速上升，见表
1-1[4]。

表1-1　2012—2016年美国SEER数据库中的
恶性间皮瘤年龄别发病率（1/10万）

年龄（岁）	男性	女性	总体数据
＜30	–	–	0
30～34	–	0.1	0.1
35～39	0.2	0.1	0.1
40～44	0.2	0.1	0.1
45～49	0.3	0.3	0.3
50～54	0.5	0.4	0.5
55～59	1.1	0.7	0.9
60～64	2.2	0.8	1.4
65～69	4.4	1.2	2.7
70～74	8.3	1.9	4.8
75～79	13.2	2.7	7.3
80～84	16.9	2.9	8.6
85+	19.2	2.8	8.4

Q3：间皮瘤发病和死亡的时间趋势？

答：在过去的几十年间，全球范围内恶性间皮瘤的发病处于明
　　显的上升趋势，而死亡率基本保持稳定[5]。我国的恶性间
　　皮瘤发病率有逐年上升的趋势，死亡率也有升高，但上升

趋势无统计学意义[3]。

– 根据国家癌症中心的报道，2000—2013年期间[3]：

  • 我国22个肿瘤登记处的恶性间皮瘤发病率从2000年的
    0.214/10万升至0.314/10万，年度变化百分比（annual
    percent change，APC）为2.5%，有逐年上升的趋势，差
    异有统计学意义（$P<0.05$）。

  • 男性发病率从0.201/10万升至0.381/10万，女性发病率从
    0.228/10万升至0.247/10万，男性上升速度大于女性上升
    速度。

  • 恶性间皮瘤的死亡率从2000年的0.012/10万升至2013年的
    0.024/10万，但上升趋势差异无统计学意义（$P>0.05$）[3]。

┌───┐
　Q4：MPM的病因及危险因素有哪些？
└───┘

**答：石棉暴露是MPM发生的主要危险因素，除石棉暴露外，其
他一些因素可能也会影响MPM的发生，如电离辐射、基因
突变等。**

– 石棉：20世纪70年代，美国开始减少石棉的开采，MPM发
生率逐渐下降，但美国报道的MPM发病病例数和死亡病例
数仍高于世界其他国家[6]。俄罗斯、中国、巴西、哈萨克斯
坦和加拿大是最大的石棉生产国[7,8]。2009—2013年期间，
英国、荷兰、澳大利亚MPM的死亡率较高，而波兰、西班

牙、中国、日本、阿根廷、韩国等国家MPM死亡率增长较快[9]。从石棉暴露到MPM发病潜伏期长，平均约为35～40年[9]。尽管多数国家已经禁用石棉，但是石棉对MPM发病的影响仍然存在；另外，很多国家或地区近年来才开始全面禁用石棉，这导致全球MPM的发病例数仍稳步增长[10]。有研究显示，非职业性石棉暴露也是MPM发病的危险因素[11,12]。

- 电离辐射：电离辐射也可能导致间皮瘤的发生，如MPM是部分接受过斗篷式放射野照射治疗的霍奇金淋巴瘤患者中罹患的第2位原发癌[13,14]。

- 基因突变：基因在MPM发病中起到一定的作用，如BRCA1相关蛋白1（BRCA associated protein 1，BAP1）基因的突变是一种家族遗传性突变，部分无石棉接触史的患者中存在BAP1基因突变或其他罕见的基因突变[15-17]。

Q5：中国MPM的发病率与石棉地理分布是否存在相关性？

答：中国MPM的发病率与石棉地理分布是存在相关性的。

- 自20世纪40年代起，石棉在工业社会应用广泛，胸膜间皮瘤的发病率也相应增高。目前大约有85%的弥漫性恶性间皮瘤患者有石棉暴露史，有统计表明石棉工人发生间皮瘤的风险为8%～13%，家属为1%。因此接触石棉的概念不应仅局限于工作或居住环境有石棉粉尘的存在，Selikof将直接与石棉工人接触的人划为第2级接触者，而将居住在使用石棉的单位附近的居民列为第3级接触者，世界上一些胸膜间皮瘤的高发区多在船厂及石棉矿区周围。

- 我国云南省大姚县是胸膜间皮瘤的高发区，自20世纪80年代以来，大姚县当地居民任意开采使用青石棉，造成空气污染，流行病学调查资料显示间皮瘤发病率达到8.5/10万人年（1977—1983年）、17.75/10万人年（1987—1995年），高出一般人群几十倍[18]。

- 由于前期的石棉产业，浙江省的余姚和慈溪成为恶性间皮瘤的高发地区，其中石棉纺织女工发病率明显升高，这与该地区自20世纪60年代以来有较多石棉家庭工厂（作坊）有关。中国东部沿海地区恶性间皮瘤的流行病学特征：①发病年龄低，平均发病年龄为50岁，比其他国家提前了10岁；②女性发病率较高（国外男性发病率高）；③发病类型以腹膜间皮瘤为主（国外以胸膜间皮瘤为主）[19,20]。

Q6：石棉暴露与MPM的发生是否存在剂量相关性？

答：是的，已经证明了存在剂量–效应关系，但无法确定累积暴露的最低阈值，因此，所有暴露于石棉的个体均被视为风险人群[21]。

- 一项针对石棉暴露后的工人5～40年剂量反应相关性的研究[22]表明，间皮瘤的发病率最初与暴露开始后的时间密切相关，然后逐渐减少。在暴露后的20～24年、25～29年和30～34年期间，预期MPM相关死亡率会上升，但在暴露后的35～39年期间，MPM相关死亡率会下降，部分原因可能是因为此前其他石棉相关疾病导致的严重性死亡。

- 一项meta分析探讨了非职业性石棉暴露与胸膜间皮瘤之间的关系，纳入了12个国家的18项研究，共665例患者。结果显示，无论是家庭接触还是邻里接触，胸膜间皮瘤的风险显著增加：家庭暴露［比值比（odds ratio，OR）=5.4；95%可信区间（confidence interval，CI）：2.6～11.2］和邻里暴露（OR=6.9，95%CI：4.2～11.4）[12]。

Q7：MPM的发生是否与基因突变有关？

答：基因突变在MPM发病中发挥了一定作用。

- BRCA1相关蛋白1（BRCA1 associated protein 1，BAP1）基因是一种家族遗传突变，部分无石棉接触史的患者中存在BAP1基因突变或其他罕见基因突变[23]。一项研究对26例散发性间皮瘤患者进行了DNA测序，发现2例存在种系BAP1突变。

- 间皮瘤病例的家族聚集性研究[24-28]显示，父母和兄弟姐妹被诊断为间皮瘤的受试者风险增加。这些观察结果确定了与这些家族中间皮瘤风险增加相关的遗传组分，即BAP1（一种参与转录和DNA修复调节的肿瘤抑制基因）的种系突变。

— 此外，临床报告显示，在22%～23%的散发性间皮瘤患者中发现了体系BAP1突变的存在。

— 这些数据支持对选定的恶性间皮瘤患者进行临床生殖系基因检测，并为进一步研究恶性间皮瘤的遗传途径提供了依据。

Q8：MPM的发生是否与基因和环境的交互作用有关？

答：基因-环境交互作用可能对患胸膜间皮瘤的风险有重要影响。

— 一项研究显示[29]：

  • 与无间皮瘤家族史且无石棉相关职业史的个体相比，有间皮瘤家族史但无石棉相关职业史的个体，患间皮瘤的风险并无显著增加［危险比（hazard risk，HR）=1.6，95%CI=0.6～3.8］。

  • 有石棉相关职业史但无胸膜间皮瘤家族史的个体，发生间皮瘤的风险比无职业史和无胸膜家族史者高3倍以上（HR=3.2，95%CI=3.0～3.4）。

  • 与无家族史且无职业史的个体相比，有胸膜间皮瘤家族史且有石棉相关职业史的个体，患间皮瘤的风险增加了24倍（HR=24，95%CI=15～39），并且，其中还有慢性阻塞性肺疾病（chronic obstructive pulmonary disease，COPD）住院史的患者，患间皮瘤的风险再次翻倍（HR=45，95%CI=15～141）。

- 针对胸膜间皮瘤风险性的分析可见：胸膜间皮瘤阳性家族史与石棉相关职业史呈正向交互作用（interaction），这个交互作用也可在分层分析中显示出来。

Q9：如何预防和控制MPM?

答：间皮瘤三级预防策略[30]：**一级预防：避免暴露于间皮瘤的可能危险因素之下；对胸膜斑患者进行长期随访；倡导健康的生活方式如戒烟等。二级预防：建立间皮瘤长期监控及报告体系，早期发现、早期诊断、早期治疗。三级预防：加强间皮瘤的治疗，对其进行心理和精神支持,提高患者的生存质量,防止伤残。**

- 其他预防措施[30]：控制石棉的生产和使用；注意饮食保健，合理营养结构；对易感人群检测可以发现早期间皮瘤患者及高危人群；加强间皮瘤致病因素的调查研究，针对具体病因提出切实可行的预防与控制措施。

参考文献

[1]　Hyuna Sung, Jacques Ferlay, Rebecca L. Siegel, et al. Global Cancer Statistics 2020: GLOBOCAN Estimates of Incidence and Mortality

Worldwide for 36 Cancers in 185 Countries [J]. CA CANCER J CLIN, 2021,71(1):1-41.

[2] 赫捷，魏文强. 2019中国肿瘤登记年报[M].北京：人民卫生出版社，2020：216-217.

[3] Zhao J, Zuo T, Zheng R, et al. Epidemiology and trend analysis on malignant mesothelioma in China[J]. Chin J Cancer Res, 2017, 29(4): 361-368.

[4] Howlader N, Noone AM, Krapcho M, et al. SEER Cancer Statistics Review, 1975-2016, National Cancer Institute. Bethesda, MD, https://seer.cancer.gov/csr/1975_2016/, based on November 2018 SEER data submission, posted to the SEER web site, April 2019.

[5] Bianchi C, Bianchi T. Global mesothelioma epidemic: Trend and features[J]. Indian J Occup Environ Med, 2014, 18:82-8.

[6] Mazurek JM, Syamlal G, Wood JM,et al. Malignant Mesothelioma Mortality - United States, 1999-2015[J]. MMWR Morb Mortal Wkly Rep, 2017,66(8):214-218.

[7] Haynes RC. A worn-out welcome: renewed call for a global ban on asbestos[J]. Environ Health Perspect, 2010, 118(7):A298-A303.

[8] U.S. Geological Survey (USGS). 2009a. Asbestos. In: 2008 Minerals Yearbook [Advance Release].Reston,VA:U.S. Geological Survey, 8.1-8.6. Available: http://minerals.usgs.gov/minerals/pubs/commodity/asbestos/myb1-2008-asbes.pdf [accssed 7 June 2010]

[9] Abdel-Rahman O. Global trends in mortality from malignant mesothelioma: Analysis of WHO mortality database (1994-2013)[J]. Clin Respir J, 2018,12(6):2090-2100.

[10] Park EK, Takahashi K, Hoshuyama T, et al. Global magnitude of reported and unreported mesothelioma[J]. Environ Health Perspect, 2011, 119(4):514-518.

[11] Xu R, Barg FK, Emmett EA, et al. Association between mesothelioma and non-occupational asbestos exposure: systematic review and meta-analysis[J]. Environ Health, 2018,17(1):90.

[12] Marsh GM, Riordan AS, Keeton KA, et al. Non-occupational exposure to asbestos and risk of pleural mesothelioma: review and meta-analysis[J].

Occup Environ Med, 2017,74(11):838-846.

[13] Teta MJ, Lau E, Sceurman BK, et al. Therapeutic radiation for lymphoma: risk of malignant mesothelioma[J]. Cancer, 2007,109(7):1432-1438.

[14] Chirieac LR, Barletta JA, Yeap BY, et al. Clinicopathologic characteristics of malignant mesotheliomas arising in patients with a history of radiation for Hodgkin and non-Hodgkin lymphoma[J]. J Clin Oncol, 2013, 31(36):4544-4549.

[15] Carbone M, Kanodia S, Chao A, et al. Consensus Report of the 2015 Weinman International Conference on Mesothelioma[J]. J Thorac Oncol, 2016,11(8):1246-1262.

[16] Walpole S, Pritchard AL, Cebulla CM, et al. Comprehensive Study of the Clinical Phenotype of Germline BAP1 Variant-Carrying Families Worldwide[J]. J Natl Cancer Inst, 2018, 110(12):1328-1341.

[17] Pastorino S, Yoshikawa Y, Pass HI, et al. A Subset of Mesotheliomas With Improved Survival Occurring in Carriers of BAP1 and Other Germline Mutations [published online ahead of print, 2018 Oct 30[J]. J Clin Oncol, 2018, 36(35):JCO2018790352.

[18] 曲宸绪,周珊珊,乔友林.我国部分地区胸膜间皮瘤的描述流行病学分析[J].肿瘤研究与临床,2004,16(2):143-144.

[19] Carbone M, Guo Z, Mao W. Improving the Accuracy of Mesothelioma Diagnosis in China[J]. J Thorac Oncol, 2017, 12(8):e132.

[20] Mao W, Zhang X, Guo Z, et al. Association of Asbestos Exposure With Malignant Mesothelioma Incidence in Eastern China [published correction appears in JAMA Oncol. 2017 Apr 1;3(4):568][J]. JAMA Oncol, 2017, 3(4):562-564.

[21] Berman DW, Crump KS. A meta-analysis of asbestos-related cancer risk that addresses fiber size and mineral type[J]. Crit Rev Toxicol, 2008, 38: Suppl. 1, 49-73.

[22] Seidman H, Selikoff IJ, Gelb SK. Mortality experience of amosite asbestos factory workers: dose-response relationships 5 to 40 years after onset of short-term work exposure[J]. Am J Ind Med, 1986, 10(5-6):479-514.

[23] 中国医师协会肿瘤多学科诊疗专业委员会.中国恶性胸膜间皮瘤临床诊疗指南(2021版)[J].中华肿瘤杂志,2021,43(4):383-394.

[24] Ji J, Sundquist J, Sundquist K . Incidence and familial risk of pleural mesothelioma in Sweden: a national cohort study[J]. Eur Respir J, 2016, 48: 873-879.

[25] Ascoli V, Romeo E, Carnovale Scalzo C, et al. Familial malignant mesothelioma: a population-based study in central Italy (1980-2012)[J]. Cancer Epidemiol, 2014, 38: 273–278.

[26] de Klerk N, Alfonso H, Olsen N, et al. Familial aggregation of malignant mesothelioma in former workers and residents of Wittenoom, Western Australia[J]. Int J Cancer, 2013, 132: 1423-1428.

[27] Testa JR, Cheung M, Pei J, et al. Germline BAP1 mutations predispose to malignant mesothelioma[J]. Nat Genet, 2011, 43: 1022-1025.

[28] Cheung M, Talarchek J, Schindeler K, et al. Further evidence for germline BAP1 mutations predisposing to melanoma and malignant mesothelioma[J]. Cancer Genet, 2013, 206: 206-210.

[29] Kharazmi E, Chen T, Fallah M, et al. Familial risk of pleural mesothelioma increased drastically in certain occupations: A nationwide prospective cohort study[J]. Eur J Cancer, 2018, 103:1-6.

[30] 徐春生, 曹卫华. 间皮瘤的流行病学及临床特征[J]. 职业与健康, 2008,24(23):2588-2590.

第2篇

影像学诊断

Q10：影像学评估在胸膜间皮瘤诊断中有何作用？

答：影像学评估可用于胸膜间皮瘤的临床筛查和临床分期。

临床筛查：

- 目前尚无证据表明，对高危人群（有石棉暴露史的人群）采用低剂量螺旋电子计算机断层扫描（computed tomography，CT）筛查可以降低MPM死亡率，因此，不常规推荐采用低剂量螺旋CT筛查MPM[1]。

临床分期：

- MPM的正确分期需要无创性检查和有创操作性检查相结合，无创性检查包括CT、磁共振成像（magnetic resonance imaging，MRI）、超声、正电子发射计算机断层扫描（positron emission tomography-computed tomography，PET-CT）或PET-MRI等；有创性检查包括气管镜、胸腔镜、纵隔镜和腹腔镜等[1]。

- 推荐首先采用胸腹部增强CT进行临床分期[1]。

- 胸部MRI对于评估胸壁、脊柱、膈肌或血管病变有更高的灵敏度，尤其对于有碘造影剂禁忌证的患者可选择胸部MRI[1]。

- PET-CT主要用于手术患者的分期评估，和单纯使用CT相比，PET-CT对Ⅱ期（分别为77%和100%，$P<0.01$）和Ⅲ期（分别为75%和100%，$P<0.01$）MPM分期的特异度更高[2]。但也有研究显示，PET-CT对N2期和T4期MPM的灵敏度较

低（分别为38%和67%）[2]。

答：X线胸片虽然常作为首先发现MPM及石棉相关性胸膜异常表现的成像方式，但当怀疑胸膜病变时，应针对性选择胸部增强CT进一步检查[1]。在判定胸壁、纵隔和膈肌是否受侵时，可进一步进行胸部MRI检查，当患者有碘对比剂禁忌证时，可首选胸部MRI[3]。有条件的进一步可选择PET-CT检查。当需要对胸膜结节进行评估、鉴别和穿刺活检，或对胸腔积液及心包积液抽取定位时，可选用超声检查[1]。

— 胸部增强CT有助于较全面评估MPM原发肿瘤范围、区域侵袭、胸内淋巴结转移、胸外播散及石棉相关性胸膜疾病等，并进一步帮助临床分期[4]。

— PET-CT检查能更好地显示胸内、外淋巴结转移和远处转移，对MPM分期较胸部CT、MRI更加精确，并有助于评估治疗反应和检测复发[4]。

答：在胸部X线片中，单侧胸腔积液是MPM最常见的表现，见于30%～80%的患者。弥漫性胸膜增厚或胸膜肿块分别见于60%和45%～60%的病例。肿瘤可沿叶间裂播散，可以表现为多发结节样增厚。肿瘤对肺的包裹可导致胸腔体积缩小，表现为同侧膈肌抬高，同侧纵隔移位和肋间隙狭窄。肿瘤存在骨或软骨分化时，可见骨化或钙化灶。部分可表现为心脏轮廓模糊或"毛茸茸"状，或膈面显示不清[5]。胸内淋巴结转移可表现为胸片上异常增厚的线或条纹影，且正常纵隔轮廓可不存在。

Q13：胸膜间皮瘤在CT中有哪些表现？

答：胸膜增厚可表现为结节状或分叶状；在有骨或软骨分化的MPM病例中，骨化或钙化可见于胸膜增厚和胸膜肿块区域，可表现为散在或弥漫性；MPM可侵犯纵隔脂肪并导致脂肪和纵隔结构间组织界面的缺失；CT还可发现胸内淋巴结转移，以及胸内、外转移。

－　胸膜增厚可表现为结节状或分叶状，并见于92%的病例[6]。结节状、环状且厚度大于1cm的胸膜增厚高度提示MPM（图2-1）。在有骨或软骨分化的MPM的病例中，骨化或钙化可见于胸膜增厚和胸膜肿块区域，可表现为散在或弥漫性（图2-2）。

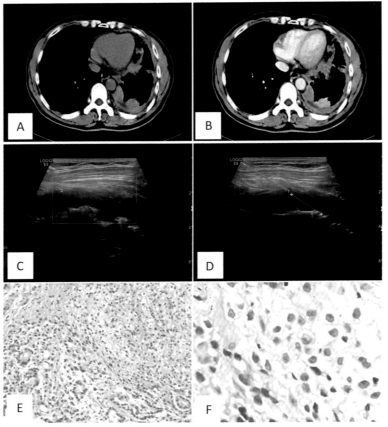

图2-1　患者，男，48岁，因"胸痛1年"入院。CT提示左侧胸膜广泛性不规则增厚，局部呈结节样，增强后中度强化（A，B）。超声提示左侧胸膜增厚（C）。超声引导下用MC18活检针穿刺活检，针道显示清晰（D），穿刺常规病理诊断为（左胸膜）恶性上皮型间皮瘤（E，F）。

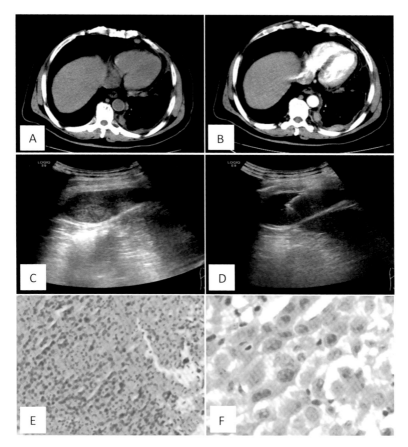

图2-2 患者，男，75岁，因"纳差、乏力1个月余，CT发现左侧胸膜多发占位7天。"入院。CT提示左侧胸膜多发结节、团块影，增强后见不均匀强化（A，B）。超声提示左侧胸膜见数枚低回声结节（C）。超声引导下用16G活检针穿刺活检，针道显示清晰（D），穿刺常规病理诊断为（胸膜）恶性上皮型间皮瘤（E、F）。

– MPM可侵犯纵隔脂肪并导致脂肪和纵隔结构间组织界面的缺失。对气管或食管大于50%周围的包绕及脂肪层消失的表现提示纵隔侵犯。MPM可局限侵犯胸壁，表现为正常胸膜外脂肪层缺失，肋间肌侵犯，肋骨移位，或骨质破坏。膈肌下表面与邻近腹部脏器间清晰的脂肪层的存在是MPM局限于胸部的最好指征[6]。

– CT可发现胸内淋巴结转移，≥10mm的纵隔淋巴结，尤其是气管旁、肺门、隆突下、食管旁和主动脉旁淋巴结，被认为是不正常的。内乳、膈脚后和胸膜外淋巴结没有明确的大小标准，这些淋巴结只要可见即认为不正常[7]。

– CT可显示胸内、外转移，肺转移可表现为结节、肿块或癌性淋巴管炎（表现为增厚和结节状的小叶间隔）[7]（图2-3～图2-6）。

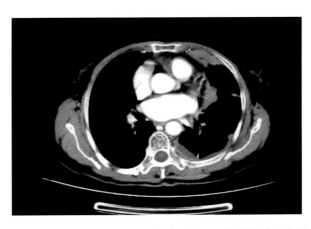

图2-3　患者，女，73岁，因"胸闷气急1个月，发现胸膜多发结节1周"入院。CT提示"左侧胸膜不规则增厚，强化不均，局部伴结节状突起。病理提示：上皮样间皮瘤。

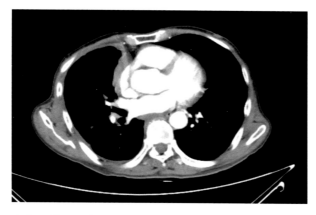

图2-4　患者,男,63岁,因"反复胸部胀痛2年余"入院。CT提示:右侧胸膜多发结节状、条片状增厚,边缘欠光整,部分强化不明显。病理提示:恶性间皮瘤(上皮型)。

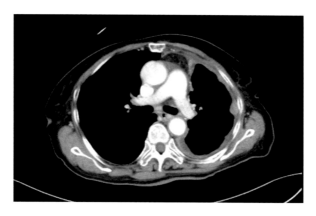

图2-5　患者,女,72岁,因"活动后感胸闷气急1个月"入院。CT提示:左侧胸膜结节状增厚,左侧胸腔少量积液,符合间皮瘤改变。左侧内乳、双侧心膈角区多发淋巴结,转移可能。病理:恶性上皮型间皮瘤。

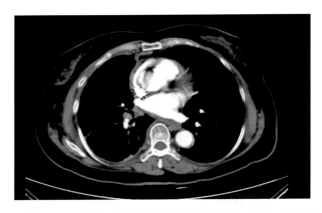

图2-6 患者，女，63岁，因"发现胸腔积液1周"入院。CT提示：右侧胸膜及叶间裂弥漫不规则增厚伴少量胸腔积液，胸膜间皮瘤符合，伴两肺多发转移。纵隔及两侧肺门、右侧内乳、右侧心膈角及右侧锁骨上区多发增大淋巴结，转移可能。病理提示：弥漫性恶性间皮瘤，上皮样间皮瘤。

Q14： 胸膜间皮瘤在MRI中有哪些表现？

答： 胸部MRI最大的优势是在检测胸壁、纵隔和膈肌侵犯时，具有更高的敏感性。MPM的MRI表现包括单侧胸腔积液、胸膜增厚或肿块。胸部MRI在鉴定胸壁和胸内筋膜侵犯及膈肌侵犯方面较CT更精确。MRI检查还可以了解肺部病变对纵隔的侵袭情况，以及纵隔病变对心脏大血管的侵袭情况。

– MPM可表现为单侧胸腔积液，T2WI呈高信号。MPM的胸膜增厚通常在增强T1加权成像（T1WI）上相对肌肉呈等信号或轻度高信号，在T2加权成像（T2WI）和全身弥散加权成像上相对肌肉呈中度高信号。肿块在弥散加权成像（DWI）上多表现为略高或高信号[8]。

- 静脉注射钆对比剂后通常可见强化。MRI也可以发现胸壁侵袭和膈肌累及情况。胸部MRI在鉴定胸壁和胸内筋膜侵犯及膈肌侵犯上较CT更精确。

- MRI检查可以了解肺部病变对纵隔的侵袭情况，了解纵隔病变对心脏大血管的侵袭情况。鉴别纵隔或肺门病变是血管性还是非血管性，不使用对比剂也可显示纵隔或/和肺门的淋巴结肿大。转移淋巴结在T1WI呈等低信号，T2WI呈中-高信号，内信号均匀，坏死少见，增强后可见均匀强化，在高b值DWI图像中常呈高信号[9]。

Q15：胸膜间皮瘤首选的影像学检查是什么？

答：CT检查易于发现胸腹膜病变和显示病变形态及主要间接表现，是目前MPM首选的影像检查方法。

（1）CT检查用于MPM检测的优势[10-11]：

- CT不仅可用于评估MPM原发肿瘤范围、区域侵袭、淋巴结转移和胸外及腹膜外播散情况，还可以进一步对MPM临床分期提供支持，并且对治疗随访及疗效评价非常有帮助。根据修订的RECIST标准，强烈推荐CT检查用于临床疾病的分期。

- CT显像可通过3D测量来对比治疗前后的病灶体积的变化。
- CT仍是检测胸内淋巴结转移的主要方法，10mm或更大的纵隔淋巴结，尤其是气管旁、肺门、隆突下、食管旁和主动脉旁的淋巴结，被认为是不正常的。CT可显示胸内、外转移，以排除手术。

    （2）CT检查在MPM检测中的不足[11]：
- CT对于鉴定经膈扩散的准确性仍较差。
- 增强CT造影剂容易引起过敏反应。
- CT辐射剂量较大。

Q16：胸膜间皮瘤CT扫描诊断的敏感性和特异性如何？

答：CT对于MPM的胸腔积液较为敏感，并对于结节状、环状且厚度大于1cm的胸膜增厚的检出特异性为94%。在有骨或软骨分化的MPM的病例中，骨化或钙化的检出率及特异性高（100%）。CT对于鉴定经膈扩散的准确性仍较差。但是，膈肌下表面与邻近腹部脏器间清晰的脂肪层的存在是MPM局限于胸部的最好指征。

- 一项针对370例胸腔镜手术患者的回顾性研究中，患者在手术前进行了CT扫描，以胸腔镜活检结果为金标准，结果发现CT检测的敏感性和特异性分别为68%和78%[12]。
- Heelan等[13]对65例胸膜间皮瘤患者的数据进行分析后显示，

CT对MPM分期的准确率为65%。在评价横膈的侵犯方面的准确率为55%。

- Patz等[14]对41例胸膜间皮瘤患者研究显示，CT对沿横膈发展的间皮瘤可切除性评价均具有较高的敏感性（＞95%）。但对有胸壁侵犯的MPM的可切除性的评价，MRI优于CT。

Q17：MRI检查在MPM诊断中的优劣势？

答：MRI检查目前并非常规用于评价MPM。其在胸部检查的应用，目前主要是用于纵隔和肺门病变的诊断，了解肺部病变对纵隔的侵袭情况，以及纵隔病变对心脏大血管的侵袭情况。其优势和劣势如下：

- 优势：可提供更多准确的临床分期信息。MRI在鉴别MPM胸内筋膜和横膈局部浸润灶，评估对周围组织和器官的侵犯方面有较高的价值。并可根据胸腔积液T1WI、T2WI信号表现推测胸水的成分[15]。MRI最大的优势是在判定胸壁、纵隔、膈肌及腹腔脏器是否受侵时，较其他影像学方法具有更高的敏感性。其可利用多序列及功能成像方式，如高b值DWI图像评估胸腹部病灶的良恶性，并可能避免MPM不必要的侵入性诊断。对禁忌注射碘对比剂的患者，是观察纵隔、大血管受侵及肿大淋巴结的首选检查[9,15]。
- 劣势：肺组织含气，MRI对于肺组织显示较差，相对于胸部CT，MRI无法显示肺的微细结构；MRI对于病灶的钙化显示不敏感，也难以显示胸部骨质病变及气胸等；心脏搏动和呼吸容易引起运动伪影，影响观察[9]。

Q18：CT和MRI在肿瘤局部侵犯的影像学评估中的应用价值如何?

答：**CT检查对于鉴定是否经横膈扩散至膈下的准确性仍较差。MRI检查在判别胸壁、纵隔、叶间裂、膈肌及膈下脏器侵犯等方面较CT检查更为精确，并可利用多序列及功能成像方式，如高b值DWI图像评估胸腹部病灶的良恶性。对碘对比剂禁忌者，MRI是观察纵隔、大血管受侵及肿大淋巴结的首选检查。**

- 恶性胸膜间皮瘤可侵犯纵隔脂肪并导致脂肪和纵隔结构组织界面消失。对气管或食管超过半周的包绕及脂肪层消失提示纵隔侵犯[16]。
- MPM可局部侵犯胸壁，表现为正常胸膜外脂肪层缺失，并可侵犯肋间肌，出现肋骨移位及骨质破坏[16]。
- 膈肌下表面与邻近腹部脏器间清晰的脂肪层的存在是MPM局限于胸部的最好指征。胸壁多灶性或弥漫性侵袭、纵隔或脊柱侵袭、穿壁性心包侵袭、对侧胸膜累及、经膈扩散或远处转移，均提示肿瘤不可切除[9,15,16]。
- 心包累及可导致心包积液、心包增厚、心包结节和肿块。

心包累及可分为穿壁和非穿壁两种类型，一般认为，心外膜脂肪层的存在表明是非穿壁性的，而肿瘤侵犯至心包内或累及心肌表示为穿壁性[15,16]。

Q19：CT和MRI检测在MPM淋巴结转移的应用？

答：CT及MRI都可以应用于胸内淋巴结转移，但CT检查更加常见，目前是检测胸内淋巴结转移的主要方法。

- 纵隔淋巴结长径≥10mm需要怀疑是转移性，尤其是气管旁、肺门、隆突下、食管旁和主动脉旁淋巴结。而内乳、膈脚后和胸膜外淋巴结没有明确的大小标准，这些淋巴结只要可见就需要引发关注[17,18]。

- MRI在显示胸部淋巴结转移方面较CT更为敏感，可以不应用造影剂的情况下准确判断淋巴结形态、大小及内部信号，并可应用多种成像序列，以提高淋巴结转移检出的准确性。转移淋巴结在T1WI呈等低信号，T2WI呈中–高信号，内信号均匀，坏死少见，增强后可见均匀强化，在高b值DWI图像中常呈高信号[18]。

- 根据胸膜及胸壁病变的位置，胸内淋巴结转移可有不同形式，如前胸膜由内乳和膈周淋巴结引流，而后胸膜由胸膜外淋巴结引流，前、外侧膈由内乳和前组膈周淋巴结引流，而后膈由主动脉旁和后纵隔淋巴结引流，胸壁由腋窝淋巴结引流，前、外侧胸壁淋巴引流至前或胸肌淋巴结、而后胸壁淋巴引流至腋窝淋巴结[9,17,18]。

答：会影响，但对不同的影像学检查手段的影响程度不同。

- 胸部X线检查：胸腔积液会影响到胸膜增厚及胸膜肿块的观察，增加遗漏的可能性，通常需要进一步影像学检查确认[9]。

- CT检查：进行平扫检查时，胸膜肿瘤会隐藏于胸水中，影响观察，部分密度较高的胸水往往和肿瘤难以区别。所以目前推荐使用胸部增强CT来作为MPM的首选影像学检查，增强后胸膜及肿瘤强化，和不强化的胸水容易鉴别，大大减少了遗漏的可能性[19]。

- MRI检查：因其具有较好的软组织分辨率，胸腔积液对平扫或增强MRI的影响不大[9]。

- 超声检查：超声对胸腔积液敏感度高，胸腔积液可以帮助做出诊断，当胸膜增厚超过1cm且伴有胸腔积液时，超声提示恶性胸膜间皮瘤。但超声的视野有限，难以对病灶形成完整的评估。因此，超声引导下穿刺活检常用于胸膜疾病的诊断[20]。

Q21：CT报告阴性，但有胸腔积液的患者该如何进行下一步检测？

答：CT报告阴性，但有胸腔积液的患者，建议超声检查。在对胸腔积液的初步评价中，超声对胸腔积液的检测和定量具有较高的敏感性。它在图像引导技术(胸腔穿刺术，穿刺活检，引流管放置)中起着关键作用，并能识别复杂的、分隔型的胸腔积液，其敏感性高于CT。超声检查是一种快速、相对便宜和无害的操作，在疑似恶性胸腔积液的诊断中可能是一种有价值的辅助手段。

— 一项使用类似CT的形态学标准（胸膜增厚＞1cm，胸膜和膈胸膜增厚＞7mm）研究证实，超声检查区分恶性和良性胸腔积液的总体敏感性为79%，特异性为100%，优于CT检查[21]。

Q22：PET-CT在MPM的诊断与鉴别诊断中有何价值？敏感性及特异性如何？

答：PET-CT能准确地区别胸膜良恶性疾病，其SUV_{max}值有明显差异（0.8 *vs* 6.5），MPM在PET-CT上显示为单侧环周或近环周胸膜及裂隙增厚，伴[18]F-脱氧葡萄糖（fluorodeoxyglucose，FDG）高代谢，但与胸膜转移性肿瘤难以鉴别，感染性病变亦可表现出FDG高代谢，故PET-CT显像有助于MPM病灶的检出（图2-7至图2-10），但在鉴别诊断中有一定的难度和局限性，需综合患者的临床病史[22]。

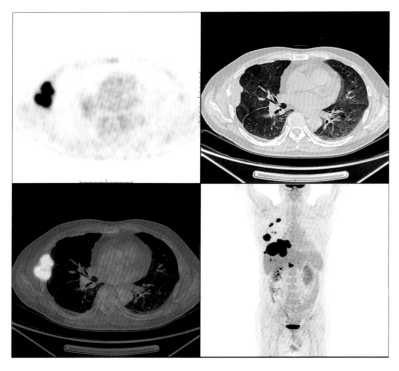

图2-7　男，61岁，因"咳嗽胸痛1个月余"入院。PET-CT提示：①右侧胸膜不规则增厚伴结节肿块形成，FDG代谢异常增高（SUV_{max}为21.3），间皮瘤伴右侧第4~5侧肋骨质受侵考虑；②右肺门软组织影伴FDG代谢增高，累及右肺中下叶（SUV_{max}为20.4）。

- PET-CT显像判断胸膜间皮瘤的灵敏度、特异性和准确性分别为86%，89%和87%。使用延迟扫描（注射后90～120分钟延迟采集）可提高敏感性和特异性[23]。
- 恶性胸膜间皮瘤PET-CT显像 SUV_{max} 平均值为11.88±5.39，延迟扫描后，SUV_{max} 摄取值增加了2.99±1.28[24]。

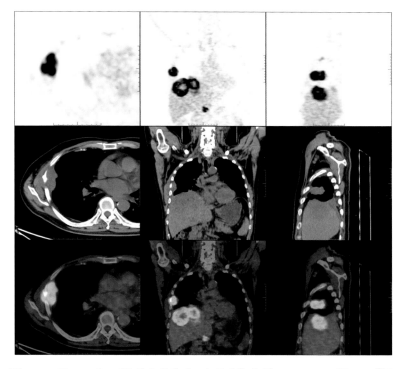

图2-8　男，61岁，因"咳嗽胸痛1个月余"入院。PET-CT提示：①肝脏多发低密度灶伴FDG代谢异常增高（SUV_{max}为16.9），转移考虑，局部膈肌受侵；②肝门区及腹膜后多发肿大淋巴结伴FDG代谢增高，转移考虑（SUV_{max}为14.1）；③左侧髂腰肌低密度灶伴FDG代谢增高，转移考虑（SUV_{max}为6.3）。

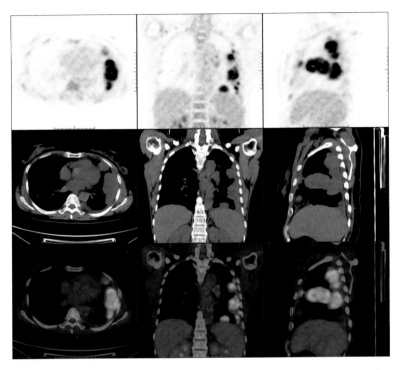

图2-9 女，53岁，因"出现胸闷气促，伴呼吸困难2个月"入院。PET-CT提示：①左侧胸膜多发不规则结节状增厚，较大者范围约8.1cm×4.2cm，放射性摄取异常增高，SUV_{max}为18.5，胸膜间皮瘤符合。②纵隔6区肿大淋巴结，较大者大小约1.1cm×0.9cm，FDG代谢增高，SUV_{max}为4.6，转移淋巴结首先考虑。

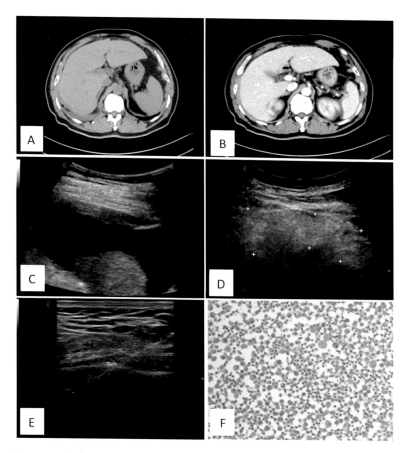

图2-10　患者，男，61岁，因"发现腹水6个月"入院。CT提示腹膜结节状增厚，网膜见结节影，增强后轻度强化（A，B）。超声提示壁层腹膜增厚，大网膜增厚,较厚处约29mm,腹腔可见大量积液（C，D）。超声引导下用16G活检针穿刺活检，针道显示清晰（E），穿刺常规病理诊断为（腹膜、大网膜）恶性上皮型间皮瘤（F）。

Q23：PET-CT相比单纯CT或MRI具有哪些优势？

答：与CT相比，PET-CT可更准确地判断胸外和远处淋巴结转移的情况，还能更敏感地检测潜在复发病灶。

— PET-CT主要用于患者的分期评估，和单纯采用CT相比，PET-CT在 MPM分期诊断中的特异度更高。但也有研究显示，PET-CT对N1期和T4期MPM的灵敏度较低。

— PET-CT及CT对于大于1cm的淋巴结检出率均较高，但对于小于1cm的淋巴结，因为PET-CT加入了代谢方面的信息，使得其具有更高的检出率及准确度。

— CT，MRI和 PET-CT在MPM分期上的准确度分别为77%，86%和95%。而PET-CT在疾病局限于胸内时并不优于CT或MRI[1,25,26]。

Q24：PET-CT在MPM的分期评估中具有哪些优势？

答：PET-CT在对疾病进行准确分期方面有明显的优势，尤其在诊断胸外及远处淋巴结转移中具有较高的敏感度和准确性，故推荐在治疗前完善PET-CT检查，以更准确地明确分期。

— PET-CT可用于检测纵隔淋巴结转移，对于纵隔镜无法进入的淋巴结站具有更明显的优势[27]。

- MPM远处转移可以是孤立的或弥漫性的，可能涉及脑、肺、骨、肾上腺、腹膜、腹部淋巴结和腹壁等多个脏器。全身PET-CT可有效地显示胸内和胸外转移性病变，研究证明PET-CT能在25%～41%初始评估可手术的患者中检测到胸外转移，从而改变分期，避免了不必要的手术[28]。

> Q25：PET-CT在MPM的疗效评估及随访中的应用价值如何？

答：**PET-CT作为一种代谢与解剖一体的评估工具，在化疗反应的评估中有着鲜明的特征。PET-CT能够在发生CT可测量的变化之前检测到化疗反应，并且可更早地筛选出良好的应答者和无应答者。PET-CT也可用于随访监测，用于检测治疗后MPM的复发情况。**

- 治疗反应与早期代谢反应（ΔSUV_{max}）之间存在显著相关性，所以MPM治疗前后PET-CT的参数变化可用于评估治疗疗效，并对疾病的预后有一定的预测价值[29]。
- ^{18}F-FDG PET/CT有助于区分复发性肿瘤与肉芽组织（如切除术后的不规则和结节性软组织）。PET-CT是监测治疗后MPM复发的有效方法，敏感性为94%～98%，特异性为75%～100%，阳性预测值为86%～100%，阴性预测值为83%～95%，准确度为94%～98%。但由于其高昂的费用，目前尚不推荐将PET-CT作为常规的随访检查，对于高度怀疑复发的患者可考虑行PET-CT检查[30]。

Q26：PET-CT是否可应用于MPM放疗的生物靶区勾画?

答： 目前尚无PET-CT应用于MPM放疗的生物靶区勾画的大样本研究结果，因此不推荐常规应用PET-CT进行MPM放疗的靶区勾画。但鉴于其在分期上的优势，可用于指导放疗区域范围的制定。

Q27：PET-CT是否可用于指导穿刺活检?

答： PET-CT可用于图像引导下的外科活检或穿刺活检，可定位于FDG摄取量最大的部位和/或最易接近的部位，用于组织取样。PET-CT图像引导的穿刺活检能提高诊断的准确性[31]。

Q28：胸膜钙化是MPM的特征性表现吗?

答： 胸膜钙化并非MPM的特征性表现。胸膜钙化多见于结核性胸膜炎、化脓性胸膜炎及损伤性血胸后。某些尘肺，如滑石肺及石棉肺也可有胸膜钙化，而且常呈双侧性的。因此，并非出现胸膜钙化就提示有MPM，需要综合判断。

- 胸膜钙化，是由胸膜腔内物质机化、肿瘤骨化或钙化、干酪坏死物质钙盐沉积等形成，胸膜钙化常与胸膜增厚和/或粘连同时存在[32]。

- 从影像学表现看，胸膜钙化可为点状、线状、条状、片状或多数钙化斑聚集成的斑块状，CT值通常为100HU以上。有的胸膜钙化成套壳样包囊在脏层胸膜的外面，与骨性胸廓间有一定的距离。在胸壁包裹积液中的钙化多为斑点状且聚集成圆形或卵圆形，用不同的斜位检查可显示钙化在胸膜面而不在肺野内。尘肺以横膈胸膜钙化为特征，其胸膜钙化常呈条状或斑片状，双侧性分布多见[33]。

- 因此，并非出现胸膜钙化就提示有MPM，需要综合判断[33]。

Q29：胸膜水平上钙化病灶是否会影响影像学评估？

答：在X线检查和CT检查中，20%的MPM患者胸膜有钙化病灶。CT检测到的胸膜斑块与MPM风险有相关性。如存在钙化和纤维化（胸膜斑块）的情况下，超声检查可见回声增强伴局灶性声影。

- 胸膜斑块是由可发生钙化的结缔组织组成的壁层胸膜增厚区域，可能是长期暴露石棉者最常见的X线表现，约20%的病例有此表现[1]。

- 虽然单独出现胸膜斑块不需要额外的诊断检查，但一项对曾接触石棉的工人进行的7年随访研究发现，CT检测到的胸膜斑块与MPM风险之间存在有统计学意义上的相关性[21]。

Q30：MPM在影像学上需要与哪些病变相鉴别？

答： 恶性胸腹膜间皮瘤常表现为胸腹腔积液，胸腹膜增厚及
结节、淋巴结增大等非特征性的影像表现（图2-14），
容易和有类似影像征象的其他胸腹部肿瘤或病变相混淆，
如结核性胸膜炎伴胸腔积液、周围型肺癌累及胸膜、胸膜
转移瘤、恶性胸腺瘤、胸膜斑、胸膜假瘤、胸腔内脾种
植。鉴别需要结合影像征象综合判断，并且需要结合临床
病史。

- 结核性胸膜炎伴胸腔积液：胸膜增厚一般较为局限，很少
  呈波浪状或结节状胸膜增厚，以肋胸膜团块样病变多见。
  典型的胸膜结核表现为胸膜增厚，可见钙化及干酪样坏
  死，增强扫描呈环形强化，常合并胸腔积液[33,34]。
- 周围型肺癌累及胸膜：肺癌靠近胸膜时，和胸膜肿瘤难以
  鉴别。一般来说周围型肺癌肺实质一侧肿块边缘常有分叶
  或毛刺，胸膜增厚较为局限，很少广泛增厚；当胸膜转移
  时，胸膜可出现结节或增厚[33,34]。
- 胸膜转移瘤：MPM多单侧发生，患侧胸廓体积缩小伴纵隔
  固定，可见石棉肺改变，较少出现肺内转移及肋骨破坏。
  胸膜转移瘤比MPM更为多见,常合并肋骨破坏、肺内转移
  灶[33,34]。

- 恶性胸腺瘤：恶性胸腺瘤肿块中心位置常位于前上纵隔内，向一侧或两侧纵隔胸膜侵犯，广泛转移时较少局限在一侧胸膜或肺内，往往两侧胸膜均有累及；而出现胸膜转移时以胸腔积液为主，胸膜广泛增厚较少见[33,34]。

- 胸膜斑：胸膜斑是最常见的石棉相关的疾病，可以表现为不连续或周围连续的等低密度的胸膜增厚或钙化。CT表现为沿胸廓的环形的胸膜增厚或伴有钙化，通常无胸腔积液[33,34]。

- 胸膜假瘤：胸膜假瘤通常在漏出性积液或者合并充血性心衰时被发现。CT可以显示病灶的液性成分以及与叶间裂的关系。CT值的测定及增强CT及MR检查可以清晰显示积液范围，排除是否有实质性软组织肿块[33,34]。

- 胸腔内脾种植：通常合并脾脏或者膈肌的外伤史。在表现为一个或多个胸膜结节且有脾脏外伤史的情况下需要考虑胸腔脾种植。种植灶通常表现为胸膜或胸膜下多发小结节，直径通常不大于3cm。在CT和MRI上，种植脾组织的密度或信号与正常脾脏相似，强化程度上也与正常脾组织强化基本一致[33,34]。

Q31：胸膜间皮瘤胸膜增厚需要与哪些病变鉴别？

答：MPM的胸膜增厚要与多种引起胸膜增厚的其他病变相鉴别，如结核性胸膜炎、周围型肺癌累及胸膜、胸膜转移

瘤、胸膜斑、胸膜假瘤。

- 结核性胸膜炎：胸膜增厚一般较为局限，很少呈波浪状或结节状胸膜增厚，以肋胸膜团块样病变多见，可见钙化及干酪样坏死；增强扫描呈环形强化，常合并胸腔积液[33,34]。

- 周围型肺癌累及胸膜：胸膜很少广泛增厚或多发结节，胸腔积液常为少量到中等量；胸膜增厚没有恶性胸膜间皮瘤明显，很少形成胸膜大的块状增厚[33,34]。

- 胸膜转移瘤：MPM多单侧，患侧胸廓体积缩小伴纵隔固定，可见石棉肺改变，较少出现肺内转移及肋骨破坏；胸膜转移瘤比MPM更为多见，常合并肋骨破坏、肺内转移灶[33,34]。

- 胸膜斑：可以表现为不连续或周围连续的等低密度的胸膜增厚或钙化。胸膜斑是良性的，没有恶性倾向也不需要治疗。CT表现为沿胸廓的环形的胸膜增厚或伴有钙化，通常无胸腔积液[33,34]。

- 胸膜假瘤：即胸膜的包裹性积液，通常在漏出性积液或者合并充血性心衰时被附带发现。CT可以显示病灶的液性成分以及与叶间裂的关系。CT值的测定及增强CT检查可以清晰显示积液范围，排除是否有实质性软组织肿块[33,34]。

> **Q32：影像学检测在肿瘤治疗疗效评估中的应用?**

答：总体而言，建议MPM患者在积极治疗后每3～6个月应进

行 1 次胸部和（或）腹部CT复查。接受化疗的患者，若出现呼吸困难、胸痛等症状时，应进行胸部CT复查。对于已行胸膜固定术的患者，为了更好地评估治疗效果，在进行化疗之前应进行CT扫描。在化疗疗效的评估中，评估CT结果的常用标准是改良实体瘤的疗效评价标准（Response Evaluation Criteria in Solid Tumors，RECIST）和改良RECIST 1.1；评估FDG-PET /CT的标准有欧洲癌症研究和治疗组织（European organization for research and treatment of cancer，EORTC）、实体瘤治疗疗效的PET评估标准（PET response criteria in solid tumors，PERCIST）和免疫调整的PERCIST标准（imPERCIST）。目前，尚不推荐PET-CT和MRI作为常规的随访检查。

- 2020年欧洲呼吸学会、欧洲胸外科医师学会、欧洲心胸外科协会以及欧洲放射肿瘤学学会共同发MPM的管理指南[35]，对于接受化疗的患者，若出现呼吸困难、胸痛等症状时，应进行胸部CT复查。对于已行胸膜固定术的患者，为了更好地评估治疗效果，在进行化疗之前应进行CT扫描（1B级）。

- 目前尚不推荐PET-CT和MRI作为常规的随访检查。虽然不推荐，但多项研究[9,28]发现[18]F-FDG PET-CT可用于评估治疗疗效，当病灶缩小时，最大标准化摄取值（maximum standardized uptake value，SUV_{max}）及平均SUV（SUV_{mean}）也会随之下降，

即代谢学上的变化与放射解剖学上的变化是一致的。PET-CT
还可用于监测复发。同时病灶的代谢程度与患者的预后紧密
相关，代谢越高，预后越差，各项研究中SUV值的cut-off值不
统一，从3.5到10.0都有。

Q33：影像手段如何辅助组织活检？

答： 通过多种影像手段可以获取病理学诊断的组织样本类
型[1]，包括：胸腔镜手术标本、开放手术标本、CT引导下
粗针活检标本、超声引导下粗针活检标本、胸腔镜引导下
胸腔活检标本、细针穿刺细胞标本和胸水脱落细胞标本。
胸膜活检术通常通过胸腔镜检查、CT或超声引导下经皮穿
刺活检进行，是主要的样本获取方法[1]。

Q34：胸腔镜在MPM诊断中的临床应用价值如何？

答： 当临床和影像学检查怀疑间皮瘤时，最好的确诊方法是行
胸腔镜检查。胸腔镜有助于全面检查胸膜，获取较充足的
活检组织（足够的脂肪和/或肌肉组织以确定是否有肿瘤
浸润），其诊断率＞90%[36]。且较开胸手术创伤小，同时
可进一步处理胸腔积液与病变胸膜，可行肿物切除手术
或胸膜粘连固定术[37]。因此，除非有手术禁忌证或胸膜粘

连，否则建议行胸腔镜检查以诊断MPM[36]。对于可能手术的患者，建议在潜在切口上进行单孔胸腔镜检查[1]。

Q35：需要明确MPM的组织学诊断时，与CT引导下穿刺相比，是否可以采用超声引导下经皮肺胸膜活检术？

答：恶性胸膜间皮瘤的确诊需依赖细胞学或组织学诊断，胸腔穿刺是最常用的方法。但是胸水中采用细胞学方法常较难鉴别恶性间皮细胞与反应性间皮细胞，诊断困难，确诊率低（约30%）。胸膜活检能提高诊断率，影像引导下胸膜活检可进一步提高阳性率。CT引导胸膜病变穿刺整体空间分辨率高，可明确选择穿刺病灶，穿刺时能准确显示针尖位置，但因存在放射线危害、非实时显示和切面相对固定等不足，其在临床的应用受到限制。尤其对于一些小结节和角度欠佳的病灶，CT引导将显著影响患者舒适度和延长穿刺时间，继而可能增加穿刺并发症，即便采用荧光显像方法，上述情况仍无法得到改善。超声引导经皮胸膜病变的穿刺术并发症少、耗时短、安全可靠、无辐射、实时动态、具有较高的准确度，可作为MPM的穿刺活检的有效补充手段。当MPM患者疑似锁骨上、肝脏等处转移时，可选择超声进行评估，必要时行超声引导下穿刺活检进行病理明确。

- 在临床体检中发现疑似MPM以后，如胸片或超声发现有胸腔积液，并存在恶性胸膜间皮瘤的临床表现，往往需要用CT或MRI作进一步评估，以提供更准确的解剖定位和形态学信息。然而，上述检查只能提供影像学证据，不能提供组织病理学证据。

- 恶性胸膜间皮瘤的确诊需依赖细胞学或组织学诊断，胸腔穿刺是最常用的方法。但是对胸水进行细胞学检测往往难以鉴别恶性间皮细胞与反应性间皮细胞，诊断困难，确诊率低（约30%）。

- 胸膜活检能提高诊断率，文献报告阳性率约30%～50%。影像引导下胸膜活检可进一步提高阳性率，但部分活检困难，有效组织量偏少，因此目前胸腔镜活检是诊断间皮瘤的最佳方法。

- 超声引导经皮胸膜病变的穿刺术并发症少、耗时短、安全可靠、无辐射、可提供实时动态，具有较高的准确度，可作为MPM的穿刺活检的有效补充手段。当MPM患者疑似锁骨上、肝脏等处转移时，可选择超声进行评估，必要时行超声引导下穿刺活检进行病理明确[35,38]。

- 文献研究报道，CT引导胸膜病变穿刺整体空间分辨率高，可明确选择穿刺病灶，穿刺时能准确显示针尖位置，但因存在放射线危害、非实时显示和切面相对固定等不足，其在临床的应用受到限制。尤其对于一些小结节和角度欠佳的病灶，CT引导将显著影响患者舒适度和延长穿刺时间，继而可能增加穿刺并发症，即便采用荧光显像方法上述情况仍无法得到改善[39-41]。

Q36：当MPM患者出现胸腔积液情况时，是否能够采用超声评估，以及使用经皮超声引导下胸腔积液穿刺术？

答：超声（包括超声造影），可协助鉴别胸膜异常。恶性胸膜间皮瘤在超声图像上通常表现为局限或弥漫性的不规则结节状或肿块状胸膜增厚，伴或不伴有胸腔积液，当胸膜增厚超过1cm且伴有胸腔积液时，超声提示恶性胸膜间皮瘤。但超声的视野有限，难以对病灶形成完整的评估。超声发现胸膜结节或胸膜肿块样增厚，无法明确是转移灶、良性胸膜增厚、恶性胸膜间皮瘤，还是其他的恶性胸膜疾病。

- 超声是临床实用的诊断工具，由于受胸部骨骼（肋骨、脊柱、胸骨、锁骨）和肺部气体含量的影响，对评估健康的肺具有局限性。然而，胸膜病变紧贴胸壁，免受气体干扰，为超声评估创造了条件。

- 有研究证实，超声造影在诊断胸膜病变上有应用价值，延迟动脉期增强表现有一定特异性，能区分胸膜肿瘤性和非肿瘤性病变。超声可定量测定胸腔积液体积和胸膜厚度，并可根据血流的情况对胸膜结节进行评估和鉴别，可采用超声引导下胸腔积液穿刺抽吸置管引流术[42-46]。

> **Q37：支气管内超声（EBUS）在MPM淋巴结分期中的应用？**

答：通过EBUS-TBNA检测可明确纵隔淋巴结分期，指导MPM患者的治疗，从而减少不必要的手术治疗，降低相关死亡率。

一项研究评估了支气管内超声引导针吸活检术（endobronchial ultrasound-guided transbronchial needle aspiration，EBUS-TBNA）在48例胸膜间皮瘤患者中术前确定纵隔淋巴结分期中的应用，结果显示[47]：

- EBUS-TBNA确定纵隔淋巴结分期的敏感性、特异性、阴性预测值（NPV）、阳性预测值（PPV）和诊断准确率分别为16.7%、100%、100%、68.8%和70.6%。

- 通过EBUS-TBNA纵隔淋巴结分期检测到N_2/N_3病变8例，转移性继发性恶性肿瘤1例，由此18.8%（9/48）的患者避免了不必要的手术。

> **Q38：支气管内超声相比纵隔镜的优势？**

答：支气管内超声（EBUS）在发现淋巴结转移方面比纵隔镜具有更高的敏感性。

- 一项对比支气管内超声相比纵隔镜的研究表明[48]，纵隔镜检查的敏感性和阴性预测值分别为28%和49%，EBUS检查的敏感性和阴性预测值分别为59%和57%。

> **Q39：食管内窥镜超声（EUS）在MPM淋巴结分期中的应用？**

答：经食管超声内镜细针穿刺（endoscopic ultrasound guided fine needle aspiration，EUS-FNA）在显示MPM纵隔淋巴结转移方面准确性高，在考虑综合治疗的MPM患者中，EUS-FNA在确定纵隔淋巴结分期中是可行且敏感性高的微创手术方法。

　　一项小样本前瞻性研究数据已证实EUS-FNA是有效可靠的微创手术，在显示MPM纵隔淋巴结转移方面准确性高，有应用前景，值得进一步临床评价。该项前瞻性研究分析了EUS-FNA在纵隔淋巴结（mediastinal lymph nodes，MLN）分期中的可行性和成本率。结果表明[49]：

- 行EUS-FNA检查后有32例患者证实为MPM患者：在11例（34%）患者中，由于临床恶化或疾病进展，EUS-FNA或纵隔镜检查阴性未通过外科MLN剥离证实；21例（66%）采用EUS-FNA 获取MLN病理的患者中，4例（19%）分期阳性，17例患者（81%）行开胸及淋巴结清扫。
- MLN转移的总发生率为24%，EUS-FNA检测的敏感性为80%（95% CI 28%～99%），特异性为100%（95% CI

79%～100%）。

参考文献

[1] 中国医师协会肿瘤多学科诊疗专业委员会.中国恶性胸膜间皮瘤临床诊疗指南(2021版)[J].中华肿瘤杂志,2021,43(4):383-394.

[2] Zahid I, Sharif S, Routledge T, et al. What is the best way to diagnose and stage malignant pleural mesothelioma[J]? Interact Cardiovasc Thorac Surg, 2011,12(2):254-259.

[3] Gill R R, Umeoka S, Mamata H, et al. Diffusion-weighted MRI of malignant pleural mesothelioma: preliminary assessment of apparent diffusion coefficient in histologic subtypes[J]. Ajr American Journal of Roentgenology, 2012, 195(2):125-130.

[4] Rusch V W, Gill R, Mitchell A, et al. A Multicenter Study of Volumetric Computed Tomography for Staging Malignant Pleural Mesothelioma[J]. Annals of Thoracic Surgery, 2016, 102(4):1059-1066.

[5] Wechsler R J, Rao V M, Steiner R M. The radiology of thoracic malignant mesothelioma[J]. Critical Reviews in Diagnostic Imaging, 1984, 20(4):283-310.

[6] Finn RS, Brims FJ, Gandhi A, et al. Postmortem findings of malignant pleural mesothelioma: a two-center study of 318 patient[J]. Chest, 2012, 142(5):1267-1273.

[7] Euhus C J ,Ripley R T .The Staging of Malignant Pleural Mesothelioma[J]. Thoracic Surgery Clinics, 2020, 30(4):425-433.

[8] Heelan R T, Rusch V W, Begg C B, et al. Staging of malignant pleural mesothelioma: Comparison of CT and MR imaging[J]. American Journal of Roentgenology, 1999, 172(4):1039-1047.

[9] Wang ZJ, Reddy GP, Gotway MB, et al. Malignant pleural mesothelioma: evaluation with CT, MR imaging, and PET[J]. Radiographics, 2004, 24(1): 105-119.

[10] Popat S, Baas P, Faivre-Finn C, et al. Malignant pleural mesothelioma: ESMO Clinical Practice Guidelines for diagnosis, treatment and follow-

upp[J]. Ann Oncol, 2022, 33(2):129-142.

[11] PMD Groot, Shroff G S, Wu C C , et al. Staging of Malignant Pleural Mesothelioma: A Manual for Surgeons and Radiologists[J]. Diagnostic Imaging for Thoracic Surgery, 2018, 8:189-199.

[12] Arnold DT, Maskell N. Imaging for malignant pleural effusions— still no routine role of positron emission tomography[J]. J Thorac Dis, 2019,11(4):1079-1081.

[13] Heelan RT, Rusch VW, Begg CB, et al. Staging of malignant pleural mesothelioma: comparison of CT and MR imaging[J]. Am J Roentgenol, 1999,172(4):1039-47.

[14] Patz EF Jr, Shaffer K, Piwnica-Worms DR, et al. Malignant pleural mesothelioma: value of CT and MR imaging in predicting resectability[J]. Am J Roentgenol,1992,159(5):961-6.

[15] Heelan RT, Rusch VW, Begg CB, et al. Staging of malignant pleural mesothelioma: comparison of CT and MR imaging[J]. AJR Am J Roentgenol, 1999, 172(4):1039-1047.

[16] Nickell L T , Lichtenberger J P , Khorashadi L , et al. Multimodality imaging for characterization, classification, and staging of malignant pleural mesothelioma[J]. Radiographics A Review Publication of the Radiological Society of North America Inc, 2014, 34(6):1692-706.

[17] Aquino SL. Patterns of lymphadenopathy in thoracic malignancies[J]. RadioGraphics,2004, 24(2):419-434.

[18] Heelan RT, Rusch VW, Begg CB, et al. Staging of malignant pleural mesothelioma: comparison of CT and MR imaging[J]. Am J Roentgenol, 1999,172(4):1039-1047.

[19] Gill R R, Naidich D P ,Mitchell A , et al. North American Multicenter Volumetric CT Study for Clinical Staging of Malignant Pleural Mesothelioma: Feasibility and Logistics of Setting Up a Quantitative Imaging Study[J]. Journal of Thoracic Oncology, 2016, 1335-1344.

[20] Qureshi NR, Rahman NM, Gleeson FV. Thoracic ultrasound in the diagnosis of malignant pleural effusion[J]. Thorax, 2009, 64(2):139-143.

[21] Cardinale L, et al . Diagnostic Imaging and workup of Malignant Pleural Mesothelioma[J]. Acta Biomed, 2017, 88(2):134-142.

[22] Sharif S, Zahid I, Routledge T, et al. Does positron emission tomography offer prognostic information in malignant pleural mesothelioma[J]? Interact Cardiovasc Thorac Surg, 2011;12(5):806-811.

[23] Nguyen NC, Tran I, Hueser CN, et al. F-18 FDG PET/CT characterization of talc pleurodesis-induced pleural changes over time: a retrospective study[J]. Clin Nucl Med, 2009, 34(12):886-890.

[24] Mavi A, Basu S, Cermik TF, et al. Potential of dual time point FDG-PET imaging in differentiating malignant from benign pleural disease[J]. Mol Imaging Biol, 2009;11(5):369-378.

[25] Truong MT, Viswanathan C, Godoy MB, et al. Malignant pleural mesothelioma: role of CT, MRI, and PET/CT in staging evaluation and treatment considerations[J]. Semin Roentgenol, 2013,48(4):323-334.

[26] Nanni C, Castellucci P, Farsad M, et al. Role of 18F-FDG PET for evaluating malignant pleural mesothelioma[J]. Cancer Biother Radiopharm, 2004, 19(2):149-154.

[27] Erasmus JJ, Truong MT, Smythe WR, et al. Integrated computed tomography-positron emission tomography in patients with potentially resectable malignant pleural mesothelioma: Staging implications[J]. J Thorac Cardiovasc Surg, 2005,129(6):1364-1370.

[28] Veit-Haibach P, Schaefer NG, Steinert HC, et al. Combined FDG-PET/CT in response evaluation of malignant pleural mesothelioma[J]. Lung Cancer, 2010, 67(3):311-317.

[29] Tan C, Barrington S, Rankin S, et al. Role of integrated 18-fluorodeoxyglucose position emission tomography-computed tomography in patients surveillance after multimodality therapy of malignant pleural mesothelioma[J]. J Thorac Oncol, 2010, 5(3):385-388.

[30] Ceresoli GL, Chiti A, Zucali PA, et al. Early response evaluation in malignant pleural mesothelioma by positron emission tomography with [18F] fluorodeoxyglucose[J]. J Clin Oncol, 2006, 24(28):4587-4593.

[31] Terada T, Tabata C, Tabata R, et al. Clinical utility of 18-fluorodeoxyglucose positron emission tomography/computed tomography in malignant pleural mesothelioma[J]. Exp Ther Med, 2012, 4(2):197-200.

[32] Alfudhili KM, Lynch DA, Laurent F, et al. Focal pleural thickening

mimicking pleural plaques on chest computed tomography: tips and tricks[J]. Br J Radiol, 2016, f 89(1057):20150792.

[33] 毛伟敏, 卢红阳. 恶性间皮瘤临床多学科综合诊断与鉴别诊断[M]. 沈阳: 辽宁科学技术出版社, 2021, 70-89.

[34] Carter BW, Benveniste MF, Betancourt SL, et al. Imaging Evaluation of Malignant Chest Wall Neoplasms[J]. Radiographics, 2016, 36(5):1285-1306.

[35] Scherpereel A, Opitz I, Berghmans T, et al. ERS/ESTS/EACTS/ESTRO guidelines for the management of malignant pleural mesothelioma[J]. Eur Respir J, 2020, 55(6):1900953.

[36] Scherpereel A, Astoul P, Baas P,et al. Guidelines of the European Respiratory Society and the European Society of Thoracic Surgeons for the management of malignant pleural mesothelioma[J]. Eur Respir J, 2010,35(3):479-95.

[37] 陈展群, 鲁继斌. 恶性胸膜间皮瘤研究进展[J]. 肿瘤研究与临床,2018,30 (12): 871-874.

[38] Hallifax RJ, Corcoran JP, Ahmed A, et al. Physician-based ultrasound-guided biopsy for diagnosing pleural disease[J], Chest, 2014,146(4):1001-1006.

[39] Niu XK, Bhetuwal A, Yang HF. CT-guided core needle biopsy of pleural lesions: evaluating diagnostic yield and associated complications[J]. Korean J Radiol, 2015,16(1):206-212.

[40] Sconfienza LM, Mauri G, Grossi F, et al. Pleural and peripheral lung lesions: comparison of US- and CT-guided biopsy[J]. Radiology, 2013, 266(3): 930-935.

[41] Kim GR, Hur J, Lee SM, et al. CT fluoroscopy-guided lung biopsy versus conventional CT-guided lung biopsy: a prospective controlled study to assess radiation doses and diagnostic performance [J]. Eur Radiol, 2011, 21(2): 232-239.

[42] Sartori S, Postorivo S, Vece F D, et al. Contrast-enhanced ultrasonography in peripheral lung consolidations: What,s its actual role[J]? World Journal of Radiology, 2013, 5(10):372-380.

[43] Wang S, Yang W, Zhang H, et al. The Role of Contrast-Enhanced

Ultrasound in Selection Indication and Improveing Diagnosis for Transthoracic Biopsy in Peripheral Pulmonary and Mediastinal Lesions[J]. Biomed Res Int, 2015, 2015:231782.

[44] Qureshi NR, Rahman NM, Gleeson FV. Thoracic ultrasound in the diagnosis of malignant pleural effusion[J]. Thorax, 2009, 64(2):139-143.

[45] Novello S, Pinto C, Torri V, et al. The Third Italian Consensus Conference for Malignant Pleural Mesothelioma: State of the art and recommendations[J]. Crit Rev Oncol Hematol, 2016, 104:9-20.

[46] Tsao AS, Wistuba I, Roth JA, et al. Malignant pleural mesothelioma[J]. J Clin Oncol, 2009,27(12):2081-2090.

[47] Czarnecka-Kujawa K, de Perrot M, Keshavjee S, et al.Endobronchial ultrasound-guided transbronchial needle aspiration mediastinal lymph node staging in malignant pleural mesothelioma[J]. J Thorac Dis, 2019, 11(2):602-612.

[48] Rice DC, Steliga MA, Stewart J, et al. Endoscopic ultrasound-guided fine needle aspiration for staging of malignant pleural mesothelioma[J]. Ann Thorac Surg, 2009, 88(3):862-869.

[49] Tournoy KG, Burgers SA, Annema JT, et al. Transesophageal endoscopic ultrasound with fine needle aspiration in the preoperative staging of malignant pleural mesothelioma[J]. Clin Cancer Res, 2008, 14(19):6259-6263.

第3篇

病理学诊断

Q40：如何鉴别原发性MPM或胸膜转移瘤？

答：根据最新2021版WHO胸部肿瘤病理分类，原发性MPM和胸膜转移瘤的鉴别，主要基于组织形态学和免疫组化染色来综合判断。免疫组化标志物[1-2]：MPM的免疫组化检查建议分两个阶段进行。第一阶段，在形态学基础上选用3个间皮瘤标志物和3个其他肿瘤标志物，如果结果一致，可确定诊断；如果结果不一致，则进入第二阶段，扩大抗体组合。可用于MPM鉴别诊断的免疫组化标志物见表3-1。

表3-1　可用于MPM鉴别诊断的免疫组化标志物

临床意义	生物标志物
间皮瘤标志物	钙网膜蛋白（Calretinin）、Wilms肿瘤基因1（WT-1）和平足蛋白（Dodoplanin，D2-40）等
腺癌标志物	BAP1、MOC3l、BerEP4、单克隆癌胚抗原CEA、TAG72（B72.3）等
肉瘤或其他肿瘤标志物	CD34、HMB45、Melan-A、LCA等
器官特异性标记	TTF-1、Napsin A、CDX-2、ER、PR、GATA-3、PAX8等
其他混合标记	广谱CK、CAM5.2、CK5/6等

Q41：原发性胸膜间皮瘤良恶性如何鉴别？

答：可基于临床病理特征、免疫组化标记和分子病理检测结果鉴别胸膜间皮瘤的良恶性。组织浸润胸膜壁或脏器实质是区分良恶性最可靠的形态学特征，免疫组化标记鉴别良恶性特异性有限。不推荐仅使用细胞学样本进行恶性胸膜间皮瘤的病理诊断与组织学分型。

- 临床病理特征[1]：胸腔积液是MPM的常见临床表现，MPM形态学表现为胸膜表面单层或乳头状不典型增生的间皮细胞浸润性生长，结构复杂混乱，细胞较密集，可出现肿瘤性坏死，如出现病理性核分裂往往提示恶性。组织浸润腹壁或脏器实质是区分良恶性最可靠的形态学特征。

- 免疫组化标志物[1-2]：反应性间皮增生通常表现为BAP1、P53、IMP-3、EMA、Glut-1阴性，Desmin阳性，而恶性间皮瘤反之。然而，这些抗体的特异性和敏感性均不高，所以免疫组化标记鉴别良恶性的作用有限。

- 分子病理检测[1]：FISH检测P16/CDKN2A 缺失可用于鉴别良恶性间皮增生。BAP1是恶性间皮瘤中最常见的突变基因，因此推荐无石棉暴露史的患者进行BAP1基因检测。

Q42: 胸膜间皮瘤最典型的病理学特征是什么？相关免疫组
化标志物是否可用于区分MPM的不同病理类型？

答：MPM有三种不同的病理类型[3]：上皮样型、肉瘤样型和双
相型。上皮样型预后优于非上皮样型，肉瘤样型预后最
差。双相型是含上皮样和肉瘤样成分的混合亚型，且每种
成分均大于10%。如果任一成分小于10%，则诊断为肉瘤
样为主或上皮样为主。

- 根据肿瘤的生长方式和形态方面也可分为局限型和弥漫
型[3]。局限型已被证明起源于具有纤维分化趋势的间充质细
胞，而不是间皮。通常认为，局限型与吸烟和暴露于石棉无
关[3]。

- 目前没有特异性的免疫组化标记物区分间皮瘤不同的病理
类型。

Q43: 进行胸膜间皮瘤病理诊断的样本质量和数量要求？

答：病理样本的质量和数量可能会影响病理诊断结果[4]。根据2020
年发布的《胸部肿瘤经皮穿刺活检中国专家共识》，活
检取材量估算要求为：采用18G Standard side-notch侧
槽切割活检针时，首次活检取样1.8cm×1～2条（体积约
7～8mm^3/条），再次活检取样1.8cm×4～5条（体积约

7~8mm^3/条）；采用18GEnd-cut末端切割活检针时，首次活检取样1.4 cm×1条（体积约8~9 mm^3/条），再次活检取样1.4 cm×2~3条（体积约8~9 mm^3/条）[5]。

— CT引导下穿刺活检直径≤1 cm的肺结节诊断准确率为86.5%~89.1%；直径≤2 cm的肺结节诊断准确率为86.5%~92.5%。对于更小结节（≤8mm），CT引导下细针穿刺活检准确率有所降低（81.4%）[5]。

Q44：内科胸腔镜检查如何提高胸膜间皮瘤的诊断率？

答：病理学检查是确诊MPM的金标准，其方法包括胸水细胞学、闭式穿刺胸膜活检、胸腔镜活检或开胸手术等。近年来随着胸腔镜技术的发展，临床上多用胸腔镜取代传统手术活检，效果好且安全。胸腔镜检查优点如下[6]：

— 观察视野清晰：可直接观察胸膜腔病变。根据不同的病变特征，直视下图像的初步诊断可达到较高的准确率，同时能对可疑病灶在直视下行多部位活检，克服了针刺胸膜活检的盲目性。
— 取材大：组织学检查阳性率高。
— 操作简便。
— 安全：胸腔镜检查导致死亡极为罕见，其死亡率与支气管镜活检相当；并发症少，主要有气胸、血胸、皮下气肿及感染等，但发生率极低；可在局麻下进行，患者易于接受。

Q45：上皮样型MPM的细胞学特征及其诊断难点？

答：上皮样型MPM最为常见，其细胞学特征如下：细胞形态基
　　本一致，呈多角形、卵圆形和立方形，胞质丰富，可见明
　　显核仁（图3-1）。根据生长方式分为：①管状乳头状型
　　（图3-2）；②腺样型；③微乳头型；④梁状型等[7]。

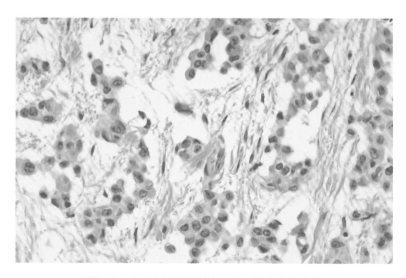

图3-1　上皮样型恶性间皮瘤，微乳头状生长

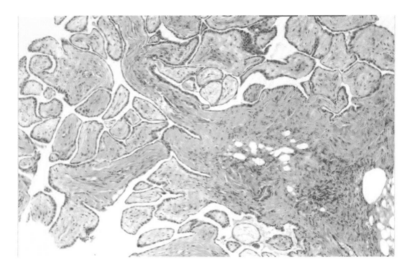

图3-2　高分化乳头状间皮瘤

上皮型MPM的诊断难点主要有两大方面：

- 可能存在肿瘤细胞间质浸润假象：确定病变的间皮来源后，肿瘤细胞间质浸润是诊断MPM最可靠标准。但是在部分反应性间皮细胞增生中，可在肉芽组织或纤维组织内见卷入的增生性间皮细胞，形成浸润的假象，有时与真性间质浸润难以区别。尤其当活检标本较小或瘤细胞异型性不明显时，MPM与反应性间皮细胞增生的鉴别更是一个挑战[8]。

- 与肉瘤样MPM的鉴别诊断：上皮样MPM中存在少量或显著的纤维反应性基质，不同等级的细胞结构，可能难以与真正的肉瘤样成分进行区分。研究发现，上皮样/混合型MPM比肉瘤样MPM更易发生BAP1丢失，丢失率分别约为60%、70%和15%[5]。在这些病例中，BAP1免疫组化检查有助于进行鉴别诊断。

Q46：肉瘤样MPM的细胞学特征及其诊断难点？

答：肉瘤样MPM通常以梭形细胞增殖为特征，呈束状或不规则排列，并伴有不同级别的核异型性和有丝分裂活动。肉瘤样组织很少表现出异源性分化，如类骨质、骨或软骨[4]。肉瘤样MPM细胞通常不会脱落至浆膜腔，因此不常规推荐胸水细胞学检查作为确诊依据[9]。

Q47：双相型MPM的细胞学特征及其诊断难点？

答：双相型是含上皮样和肉瘤样成分的混合亚型，且每种成分均大于10%。如果任一成分小于10%，则诊断为肉瘤样为主或上皮样为主。双相型MPM可能不适用于FISH CDKN2A（p16）缺失检测（在双相型MPM中的敏感性约为45%～85%）[4]。

Q48：*BAP1*基因突变在MPM疾病诊断、良恶性鉴别，及组织学判定中的应用？

答：*BAP1*是MPM最常见的突变基因，45%～100%的MPM可检测到*BAP1*基因突变。因此可协助MPM的疾病诊断、良恶性鉴别和组织学判定。

- 在MPM疾病诊断中的应用：对于腹膜间皮瘤、无石棉暴露、年龄较小和既往肿瘤史的患者，推荐进行*BAP1*基因检测[9]。

- 在MPM良恶性鉴别中的应用：*BAP1*和*CDKN2A*（*P16*）基因突变对于恶性间皮瘤诊断的特异性并非100%，但有助于MPM与良性胸膜病变的鉴别诊断[9]。

- 在组织学判定中的应用：*BAP1*基因突变主要存在于上皮样MPM，与预后良好有关[10]。

- *BAP1* 基因胚系突变已被确定为一种新型的肿瘤易感综合征（即BAP1-TPDS)的遗传驱动力，其导致遗传性、早发性癌症的风险增加。恶性间皮瘤（MM）是该综合征第二大常见的肿瘤，研究发现具有*BAP1* 基因胚系突变的患者发病年龄明显早于散发性MM患者 [11,12]。有报告表明BAP1-TPDS 的MM患者比散发性MM存活时间更长[11,13]。

Q49：是否还有其他基因突变可应用于MPM的诊断及鉴别？

答：其他与MPM疾病诊断有关的基因变异有*CDKN2A*（*P16*）基因突变、NF2基因突变和MTAP缺失。

- 在肉瘤样MPM中*CDKN2A*（*P16*）阳性率可达90%～

100%[9]。

- 约14%～19%MPM患者存在*NF2*基因（位于22号染色体的长臂上）突变[14]。此外，核型和/或FISH分析表明，56%的MPM患者显示22q染色体缺失，22q缺失更常与肉瘤样MPM有关[14]。50%的MPM患者存在NF2杂合或纯合子缺失突变[9]。

- 与MPM鉴别诊断有关的基因突变：*CDKN2A*（*P16*）基因突变对于恶性间皮瘤诊断的特异性并非100%，但有助于MPM与良性胸膜病变的鉴别诊断[9]。

- *MTAP*是一个肿瘤抑制基因，基因位于9p21.3位点，非常接近*CDKN2A*。95%的恶性间皮瘤中*MTAP*与*CDKN2A*协同缺失[15]。

> Q50：胸腔积液的细胞学检查在MPM诊断中的应用？

答：多数MPM患者因胸腔积液就诊，胸水细胞学检查是易于进行的首个诊断性操作，也是MPM早期诊断的方法之一[9,16]。此外，部分患者难以获得足量组织标本，只能依靠胸水脱落细胞学明确病变性质[16]。通常肉瘤样MM中的恶性细胞不会脱落到积液中，胸腔积液中含有可能误导病理学家的反应性上皮样间皮细胞。需要对反应性间皮增殖、间皮瘤和转移癌的细胞形态学特征进行区分[16]。

参考文献

[1] 浙江省抗癌协会肺癌专业委员会胸壁(膜)、纵隔肿瘤学组.恶性胸膜间皮瘤诊疗共识(试行)[J].肿瘤学杂志,2017,23(11):1047-1050.

[2] Galateau-Salle F, Churg A, Roggli V, et al. The 2015 World Health Organization Classification of Tumors of the Pleura: Advances since the 2004 Classification[J]. J Thorac Oncol,2016,11(2):142-154.

[3] Zhang W, Wu X, Wu L, et al. Advances in the diagnosis, treatment and prognosis of malignant pleural mesothelioma[J]. Ann Transl Med, 2015, 3(13):182.

[4] Alì G, Bruno R, Fontanini G. The pathological and molecular diagnosis of malignant pleural mesothelioma: a literature review[J]. J Thorac Dis, 2018,10(Suppl 2):S276-S284.

[5] 中国抗癌协会肿瘤介入学专业委员会,中国抗癌协会肿瘤介入学专业委员会胸部肿瘤诊疗专家委员会.胸部肿瘤经皮穿刺活检中国专家共识（2020版）[J].中华医学杂志,2021,101(3):185-198.

[6] 姚婉贞,沈宁,孙永昌,等.胸腔镜检查在胸腔积液诊断中的价值[J].中国微创外科杂志,2002,2(5):307-308.

[7] Scherpereel A, Astoul P, Baas P, et al.Guidelines of the European Respiratory Society and the European Society of Thoracic Surgeons for the management of malignant pleural mesothelioma[J]. Eur Respir J, 2010,35(3):479-95.

[8] 殷晓伟,杨玉柱,许艳梅.恶性胸膜间皮瘤的诊断现状及研究进展[J].北京：首都食品与医药,2021,28(14):5-7.

[9] 中国医师协会肿瘤多学科诊疗专业委员会.中国恶性胸膜间皮瘤临床诊疗指南(2021版)[J].中华肿瘤杂志,2021,43(4):383-394.

[10] Panou V, Gadiraju M, Wolin A, et al. Frequency of Germline Mutations in Cancer Susceptibility Genes in Malignant Mesothelioma[J]. J Clin Oncol, 2018, 36(28):2863-2871.

[11] Louie BH, Kurzrock R. BAP1: Not just a BRCA1-associated protein[J]. Cancer Treat Rev, 2020, 90:102091.

[12] Haugh AM, Njauw CN, Bubley JA, et al. Genotypic and Phenotypic Features of BAP1 Cancer Syndrome: A Report of 8 New Families and

Review of Cases in the Literature[J]. JAMA Dermatol, 2017,153(10):999-1006.

[13] Baumann F, Flores E, Napolitano A, et al. Mesothelioma patients with germline BAP1 mutations have 7-fold improved long-term survival[J]. Carcinogenesis, 2015, 36(1):76-81.

[14] Chapel DB, Severson DT, Raphael B, et al. MTAP immunohistochemistry is an accurate and reproducible surrogate for CDKN2A fluorescence in situ hybridization in diagnosis of malignant pleural mesothelioma[J]. Mod Pathol,2020,33(2):245-254.

[15] Husain AN, Colby TV, Ordóñez NG, et al. Guidelines for pathologic diagnosis of malignant mesothelioma: a consensus statement from the International Mesothelioma Interest Group[J]. Arch Pathol Lab Med, 2009,133(8):1317-31.

第4篇

疾病分期

Q51：TNM分期系统在MPM中的应用？

答：目前针对MPM的综合治疗原则是基于TNM分期评估结果
（表4-1），也就是说，TNM分期评估是制定MPM综合治
疗方案的依据（图4-1）。

表4-1　美国癌症联合委员会第八版恶性胸膜间皮瘤TNM分期对应表[1]

TNM分期	T分期	N分期	M分期
Ⅰ A期	T_1	N_0	M_0
Ⅰ B期	$T_{2\sim3}$	N_0	M_0
Ⅱ 期	$T_{1\sim2}$	N_1	M_0
Ⅲ A期	T_3	N_1	M_0
Ⅲ B期	$T_{1\sim3}$	N_2	M_0
Ⅳ期	T_4	任何N	M_0
	任何T	任何N	M_1

（1）原发肿瘤（T）。T_x：原发肿瘤无法评估；T_0：没有原发肿瘤的证据；T_1：原
发肿瘤局限于同侧壁层胸膜、有或无脏层胸膜、纵隔胸膜、横膈胸膜受侵；T_2：肿
瘤侵及同侧胸膜表面一个部位（壁层胸膜、纵隔胸膜、横膈胸膜、脏层胸膜），
并具备至少一种以下特征：侵及膈肌，通过脏层胸膜侵及肺实质；T_3：局部晚期
但有潜在切除可能的肿瘤。肿瘤侵及同侧胸膜各表面（壁层胸膜、纵隔胸膜、横
膈胸膜、脏层胸膜），并具备至少一种以下特征：侵及胸腔内筋膜，侵及纵隔脂
肪；单个、可完全切除的肿瘤病灶侵及胸壁软组织；非透壁性心包受侵；T_4：局部
晚期技术上不可切除的肿瘤。肿瘤侵及同侧胸膜各表面（壁层胸膜、纵隔胸膜、
横膈胸膜、脏层胸膜），并具备至少一种以下特征：胸壁的弥漫性浸润或多个病
灶，有或没有肋骨破坏；直接经膈肌侵入腹腔；直接侵及对侧胸膜；直接侵及纵
隔器官；直接侵及脊柱；穿透心包的内表面，有或没有心包积液，或侵犯心肌。
（2）区域淋巴结（N）。N_x：淋巴结转移情况无法评估；N_0：无区域淋巴结转
移；N_1：同侧支气管、肺、肺门或纵隔（包括同侧内乳、横膈周围、心包脂肪垫、

肋间淋巴结）淋巴结转移；N_2：对侧纵隔,同侧或对侧锁骨上淋巴结转移。

（3）远处转移（M）。M_0：无远处转移；M_1：远处转移。

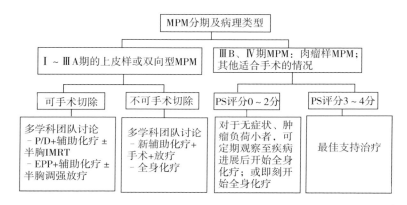

图4-1　恶性胸膜间皮瘤的综合治疗原则[2]

Q52：UICC-IMIG分期系统与TNM分期的对应关系?

答：1983年，Chahinian首次尝试将TNM分期应用于MPM，使用的仍是传统的四分期法。1995年，国际胸膜间皮瘤小组（International Mesothelioma Interest Group，IMIG）发布了MPM的TNM分期标准，该分期系统综合考虑原发肿瘤、淋巴结转移和血行转移特点，反映了MPM的自然史。在IMIG分期系统基础上，国际抗癌联盟（Union for International Cancer Control，UICC）发布了MPM最新的TNM分期，与早期的分期系统相比，UICC制定的TNM分期对MPM的纵隔内侵袭结构和淋巴结转移的规定更加具体。

- 传统TNM总体四分期法：Ⅰ期：$T_1N_0M_0$；Ⅱ期：$T_{1\sim2}N_1M_0$ 或者$T_2N_0M_0$；Ⅲ期：$T_3N_{0\sim3}M_0$或者$T_{1\sim3}N_{2\sim3}M_0$；Ⅳ期：$T_4N_{0\sim3}M_0$或者$T_{1\sim4}N_{0\sim3}M_1$[3]。

- IMIG分期系统：T分期仍将原发肿瘤局部进展分为$T_1\sim T_4$。T_1分期进一步细化，分为T_{1a}和T_{1b}；当肿瘤为$T_1\sim T_3$时，N_1和N_2患者为Ⅲ期；T_4、N_3或者M_1患者为Ⅳ期。IMIG分期系统的特点是将支气管肺淋巴结、肺门淋巴结、隆凸下淋巴结、内乳淋巴结、锁骨上淋巴结或者斜角肌淋巴结转移划入不同的分期[3]。

- UICC–IMIG分期系统（表4–2）：该系统的T分期与IMIG分期系统无实质性改变，仍将原发肿瘤局部进展分为$T_1\sim T_4$。在N分期，UICC分期系统更加重视区域淋巴结概念，将支气管肺淋巴结、肺门淋巴结转移、纵隔淋巴结、内乳淋巴结、隔上淋巴结和锁骨上淋巴结定义为区域淋巴结；将非区域淋巴结转移定义为M_1。对于部分原发于壁胸膜和隔胸膜的MPM患者，由于局部肿瘤的直接侵袭，内乳淋巴结受累（N_2）可能早于支气管肺淋巴结或肺门淋巴结(N_1)转移。UICC分期暂时将N_1、N_2均划入Ⅲ期，N_3划入Ⅳ期[3]。

表4-2　恶性胸膜间皮瘤UICC分期[3]

UICC	定义
原发肿瘤	
T_x	原发肿瘤无法评估
T_0	无原发肿瘤证据
T_1	局限于同侧的壁层胸膜，有/没有病灶累及脏层胸膜
T_{1A}	局限于同侧的壁层胸膜（纵隔、横膈）胸膜，但未累及脏层胸膜
T_{1B}	局限于同侧的壁层胸膜（纵隔、横膈）胸膜，累及脏层胸膜
T_2	侵及同侧胸膜表面任何部位，并具备至少一种以下特征：脏层胸膜肿瘤相互融合（包括裂）；侵及膈肌；侵及肺实质
T_3	局部晚期但有切除可能的肿瘤。侵及同侧胸膜表面的任何部位，并具备至少一种以下特征：侵及胸内筋膜；侵及纵隔脂肪；侵及胸壁软组织的单个病灶；非透壁性心包浸润
T_4	不可切除的局部晚期肿瘤。侵及同侧胸膜表面任何部位，并具备至少一种以下特征：弥漫性浸润或多个病灶累及胸壁软组织，侵犯肋骨；直接经膈肌侵入腹腔；直接侵及纵隔器官；直接侵及对侧胸膜；直接侵及脊柱；穿透心包的内表面，心包积液且细胞学阳性；侵犯心肌；侵犯臂神经丛
局部淋巴结	
N_x	淋巴结转移情况无法评估
N_0	无局部淋巴结转移
N_1	转移至同侧支气管肺和/或肺门淋巴结
N_2	转移至隆突下淋巴结，和/或同侧内乳淋巴结或纵隔淋巴结

续表

UICC		定义
N$_3$		转移至对侧纵隔淋巴结、对侧内乳淋巴结，或肺门淋巴结和/或同侧或对侧锁骨上或斜角肌淋巴结。
远处转移		
M$_x$		远处转移无法评估
M$_0$		无远处转移
M$_1$		远处转移
分期		
Ⅰ期	Ⅰ A期	T$_{1A}$ N$_0$ M$_0$
	Ⅰ B期	T$_{1B}$ N$_0$ M$_0$
Ⅱ期		T$_2$ N$_0$ M$_0$
Ⅲ期		任何T$_3$，任何N$_1$，任何N$_2$
Ⅳ期		任何T$_4$，任何N$_3$，任何M$_1$

Q53：疾病分期评估所需的影像学检测手段有哪些？

答：用于MPM疾病分期评估的影像学检测手段有：计算机断层扫描(CT)、磁共振成像(MRI)、超声、正电子发射计算机断层扫描(PET-CT)和PET-MRI等。推荐首先采用胸腹部增强CT进行临床分期。胸部MRI对于评估胸壁、脊柱、膈肌或血管病变有更高的灵敏度，尤其对于有碘造影剂禁忌证的患者可选择胸部MRI。MRI（经膈肌浸润、多节段胸壁浸润）可能有助于增加临床分期的准确性。PET-CT主要用于手术患者的分期评估。

- 通常胸片是初诊检查单侧胸腔积液或胸膜增厚的影像学检查[2]。

- 胸部CT扫描仍然是诊断工具的主要手段[4]。除单侧胸腔积液外，环周弥漫性或结节性胸膜增厚（尤其是纵隔胸膜）和半胸收缩提示该疾病。MPM倾向于从膈肌进展至肺尖，裂隙在疾病后期受累，导致基础肺实质进一步浸润。仅通过CT扫描的临床分期有争议，尤其是T分期。

- 胸部MRI对于评估胸壁、脊柱、膈肌或血管病变有更高的灵敏度，尤其对于有碘造影剂禁忌证的患者可选择胸部MRI[4]。MRI（经膈肌浸润、多节段胸壁浸润）可能有助于增加临床分期的准确性[2]

- PET-CT主要用于手术患者的分期评估[4]，和单纯采用CT相比，PET-CT对II期（分别为77%和100%，$P<0.01$）和III期（分别为75%和100%，$P<0.01$），MPM分期的特异度更高。但另一项研究显示，PET-CT对N_1期和T_4期MPM的灵敏度较低（分别为38%和67%）。

Q54：MPM分期诊断流程？

答：推荐使用第八版基于TNM的IMIG/UICC分期系统进行临床和病理分期，分期流程见图4-2[5]：

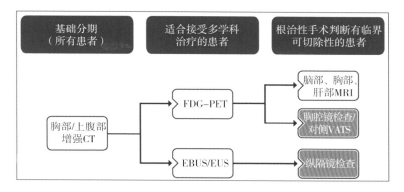

图4-2 MPM的分期诊断流程[5]

CT：计算机断层扫描；EBUS：支气管内超声；EUS：内镜超声；FDG：氟脱氧葡萄糖；MRI：磁共振成像；PET：正电子发射断层扫描；VATS：视频辅助胸外科手术。

Q55：胸膜间皮瘤的症状有哪些？

答：MPM起病隐匿，早期无明显症状，出现症状后多为病程晚期，且症状无特异性[6]。MPM常见症状包括气短、胸痛、咳嗽、失眠、乏力、食欲不振、体重减轻等[2]。MPM的临床症状常较其他肿瘤更为严重，MPM病灶局限时患者即出现较明显的气短、胸痛[2]。胸痛为持续性，多为侵及神经及胸壁引起的弥漫性疼痛[6]。MPM较少出现远处转移和远处转移引起的相关症状，中枢神经系统转移不常见，副肿瘤综合征罕见[2]。全身症状如体质量下降和乏力，多提示预后不良[6]。

参考文献

[1] Pleural mesothelioma. AJCC Cancer Staging Handbook(8th version).

[2] 中国医师协会肿瘤多学科诊疗专业委员会.中国恶性胸膜间皮瘤临床诊疗指南(2021版)[J].中华肿瘤杂志,2021,43(4):383-394.

[3] 王帅, 马可, 詹成, 等. 恶性胸膜间皮瘤(MPM)分期的研究进展[J]. 复旦学报医学版, 2019, 46(1): 108-113.

[4] Opitz I. Management of malignant pleural mesothelioma-The European experience[J]. J Thorac Dis, 2014, 6 Suppl 2(Suppl 2):S238-52.

[5] Popat S, Baas P, Faivre-Finn C, et al. Malignant pleural mesothelioma: ESMO Clinical Practice Guidelines for diagnosis, treatment and follow-up[J]. Ann Oncol, 2022, 33(2):129-142.

[6] 陈展群, 鲁继斌. 恶性胸膜间皮瘤研究进展 [J] . 肿瘤研究与临床,2018,30 (12): 871-874.

第 5 篇

手术治疗

> Q56：被诊断为早期且身体健康的患者可选择手术治疗，术式选择有哪些？

答：MPM的手术切除方式主要有[1]：①胸膜切除术或剥脱术（pleurectomy/decortication，P/D），彻底切除受累胸膜及所有肿瘤组织；②胸膜外全肺切除术（extrapleural pneumonectomy，EPP），大范围切除受累胸膜、肺、同侧膈肌和心包。P/D和EPP均旨在切除肉眼可见或可触及的肿瘤，应切除至少3组及以上的纵隔淋巴结，但二者均难以达到R0切除。

> Q57：胸膜切除/剥脱术（P/D）是否比胸膜外全肺切除术（EPP）更优？

答：因缺乏大型随机对照临床试验的结果，MPM术式的选择存在争议[1,2]。NCCN指南[1]指出：对于早期疾病（病变限于胸膜包膜，没有N_2淋巴结转移），组织学类型为上皮型的高风险患者，P/D可能比EPP更安全，但尚不确定哪种手术方式在肿瘤学上更优。如果存在N_2淋巴结转移，手术切除仅限于在MPM专业中心的临床研究。在临床实践中，手术方式需根据肿瘤的组织学亚型、位置、分期、肺储备量、手术经验及辅助和术中治疗策略的可行性等因素，由经验丰富的外科医师谨慎选择。

- 一项多中心回顾性分析（n=663）显示，行P/D患者的总体
  生存优于行EPP的患者[3]。

- Meta分析显示，P/D围手术期死亡率（30天内）低于EPP，
  而长期死亡率（2年）方面，二者类似[4]。

Q58：早期可手术患者围手术期化疗能否提高生存获益？

答：小样本的临床研究数据显示，术前新辅助化疗不影响后续
手术的进行，患者中位OS达到29～30个月。NCCN指南建
议[2]：对于可手术的 I ～ IIIA期MPM患者，可在手术前或
手术后接受化疗。以培美曲塞为基础的化疗方案是目前的
标准治疗方案。

- 一项多中心 II 期临床研究（n=77）评估了培美曲塞联合顺
  铂新辅助+EPP+半侧胸段放疗的三联疗法的手术可行性及
  疗效。研究结果显示，术前新辅助化疗不影响后续手术的
  进行，完整接受了所有治疗的患者中位OS达29.1个月[5]。

- 另一项小样本量研究（n=35）评估了根治性胸膜切除术+
  培美曲塞联合顺铂辅助+放疗治疗模式的可行性及长期生
  存获益，中位随访时间21.7个月时，患者中位OS达到30个
  月[6]。

> **Q59：早期可手术患者术前化疗诱导加术后辅助放疗，是否能带来更高的生存获益？**

答：近20年间随着高度适形放疗如调强放疗（IMRT）的应
　　用，研究者可以优化完成半胸腔的高剂量放疗，促进了
　　MPM放疗的进展。研究数据显示，术前诱导化疗加术后
　　辅助大剂量放疗是安全的，可改善术后生存和局部控制情
　　况。要强调的是，需在具有较丰富放疗经验的中心进行半
　　侧胸腔IMRT。

－　Ⅱ期临床试验（IMPRINT研究）评估了27例MPM患者，结
　　果显示诱导化疗和P/D术后实施根治性胸膜IMRT（中位剂
　　量46.8Gy，范围28.8～50.4Gy）是安全的，3级放射性肺炎
　　发生率为7%，未观察到4～5级肺炎。在可手术切除患者中
　　的2年总生存率为59%；27例可切除患者的局部复发率仍较
　　高（59%）[7]。

－　其他研究数据证实，相比P/D术后有大体残留肿瘤（R2切
　　除）的患者，广泛P/D手术或R1切除的MPM患者术后辅助放
　　疗后局部复发率明显降低[8,9]。

－　一项评估采用诱导化疗、EPP和辅助大剂量半胸放疗
　　（50～60Gy）三联疗法的研究观察到完成半胸放疗的N_0
　　（无纵隔淋巴结转移）患者组在生存和局部控制方面明显
　　优于未完成三联疗法的患者组[10]。

> **Q60：对于可手术的MPM患者，采用胸膜切除/剥脱术（P/D）联合诱导化疗和/或辅助放疗是否比非手术治疗方式（化疗和/或放疗）更好？**

答：目前，还没有已完成的大型随机临床试验在接受综合治疗的MPM患者中比较手术和不手术的结局，因此尚无法明确哪一种治疗方式更优。

- 2011年发表的MARS随机试验[11]显示间皮瘤患者中使用EPP与不使用EPP对生存率没有改善。但该研究是小样本，方法也有局限性，削弱了可信度[12]。

- 另一个类似的研究——MARS2试验评估的是P/D而不是EPP的结局，目前正在招募中[13]。

> **Q61：淋巴结转移状态是否会影响到术式选择？N_0、N_1和N_2手术方式有何差异？**

答：因缺乏大型随机对照临床试验的结果，MPM术式的选择存在争议。对于可手术切除的 I～IIIA期（N_0～N_1）非肉瘤样MPM患者，应由富有经验的胸外科医师选择P/D或EPP。在 II～IIIA期（N_1）MPM患者中，常行EPP手术切除肉眼可见的肿瘤[1]。

- SMART研究结果表明，疾病早期、无淋巴结累及（N_0）的患者，特别是上皮样型患者，无论是否进行辅助化疗或新辅助放疗，EPP均可显著延长生存期[13]。

- 一项采用倾向性评分匹配的分析表明，在非上皮样组织学的早期（Ⅰ～Ⅱ期，$T_{1\sim2}N_0M_0$）MPM患者中，与未进行切除或选择药物治疗的MPM患者相比，癌导向手术与生存率提高相关[14]。

> **Q62：不同疾病分期的患者在术式选择上是否存在差异？**

答：因缺乏大型随机对照临床试验的结果，MPM术式的选择存在争议。对于可手术切除的Ⅰ～ⅢA期非肉瘤样MPM患者，应由富有经验的胸外科医师选择P/D或EPP。ⅢB期患者不建议手术。

- 日本的研究者报告了间皮瘤治疗方面的经验，选择是否进行 EPP 或 P/D 是基于肿瘤侵入肺部的程度以及患者对每次手术的适应性。研究结果表明，高龄、非上皮组织学和病理分期为Ⅲ～Ⅳ期等因素对生存率有显著的负面影响。病理分期Ⅰ～Ⅱ期上皮肿瘤的年轻患者是根治性手术的良好候选者，无论是P/D还是EPP[15]。

- 一项单中心11年经验观察表明，与接受 EPP 的患者相比，较早阶段（Ⅰ和Ⅱ期）MPM患者接受P/D 可显著提高生活质量[16]。

Q63：手术能否为复发性或多发性MPM患者带来获益？

答：目前没有明确的证据支持手术治疗能在复发性和多发性
MPM患者中获益。

— NCCN指南专家组指出，目前没有明确的证据支持手术治疗
能在复发性和多发性MPM患者中获益。是否选择手术治疗
主要还是基于TNM分期，对Ⅰ～ⅢA期 MPM，推荐可考虑
对特定人群进行手术切除。目前通常不推荐对ⅢB～Ⅳ期
MPM患者手术治疗，无论其组织学类型如何[2]。

Q64：对于可切除的MPM患者，根治性淋巴结切除术
是否优于抽样淋巴结切除术？

答：MPM通常首先转移至纵隔淋巴结而非肺门淋巴结，使用无
创性检查进行精准临床分期比较困难，对于考虑手术的患
者，可采用纵隔镜或支气管超声内镜进行纵隔淋巴结取样
探查[1]。一项研究[17]表明，纵隔镜淋巴结取样检查在胸膜
外全肺切除术患者中的作用有限，纵隔镜检查对胸膜外转
移淋巴结的阴性预测值为68%。

— EPP是一种扩展手术，包括整块切除全肺、脏胸膜和胸膜
壁层、心包和隔膜。还需要切除沿乳腺链肋间结构的淋巴
结，而且还有必要进行纵隔淋巴结根治性切除[18]。术前未

行纵隔镜检查的患者和在纵隔镜检查阴性后行EPP的患者在胸膜外全肺切除术后诊断N$_2$疾病的频率相似，长期生存率也没有差异。

Q65：MPM的手术原则是什么？多学科诊疗模式（MDT）在其中扮演什么角色？

答：MPM手术原则是通过减瘤手术达到肉眼完全切除。NCCN恶性胸膜间皮瘤指南[19]、英国胸科学会恶性胸膜间皮瘤研究和管理指南[2]均推荐MPM患者接受多学科诊疗模式（Multidisciplinary Treatment，MDT）。潜在的可手术患者适合MDT，多学科讨论患者手术、放疗和系统性治疗方案。

- 一项大型单中心回顾性数据分析显示，在多学科诊疗模式中进行手术切除，与MPM患者的生存改善相关[20]。

Q66：MPM的病理类型是否会影响手术治疗？

答：推荐上皮样MPM患者进行手术，肉瘤样或双相样MPM患者的手术获益不明。

- 对美国监测、流行病学和结果（SEER）数据库中2004—2010年登记的Ⅰ～Ⅲ期MPM患者数据（n=1183）进行分析。结果显示，癌症导向手术与上皮样MPM患者生存率显著改善相关，但肉瘤样和双相组织学 MPM 患者的手术预后较差[21]。

 — 一项多中心回顾性数据分析（n=663）显示，上皮样MPM患者接受手术治疗的生存预后明显优于非上皮样MPM患者（*P* ＜0.001）[3]。

Q67：对于可手术MPM患者，术前是否需要进行化学胸膜固定术？

答：根据NCCN指南建议，MPM患者如果需要处理胸腔积液，则推荐滑石胸膜融合术或胸膜导管，对于有可能手术的病人，首选引流[2]。

Q68：胸膜固定术如何应用到MPM患者的支持治疗中？

答：滑石粉或化学胸膜固定术可以防止积液再次积聚，防止症状再次加重，从而减少因胸腔穿刺术而反复住院的需求，但需要充分扩张肺[22]。目前没有证据显示滑石粉胸膜固定术会增加患者的死亡风险。但影响接受治疗患者生存的因素仍不明确[23]。

Q69：如何选择胸膜固定术硬化剂？

答：胸膜固定术可以通过化学硬化剂、在胸腔镜检查或开胸手术中物理磨损胸膜表面来完成。在用于胸膜固定术的各种硬化剂中，滑石粉被认为是最有效的。与其他硬化剂相比，滑石粉可显著减少恶性胸腔积液（MPE）复发。其他可选择的硬化剂包括司莫司汀、四环素、博来霉素、多西环素、硝酸银、聚维酮碘。

－　一项Meta分析评价了滑石粉胸膜固定术治疗恶性胸腔积液的有效性和安全性。纳入20项试验，涉及1525例恶性胸腔积液患者。结果显示，滑石粉胸膜固定术的成功率显著高于对照疗法（RR = 1.21，P = 0.035），不良事件相似。证据表明滑石粉胸膜固定术治疗恶性胸腔积液是有益的。研究者认为，对恶性胸腔积液患者，尤其是预期寿命超过一个月者，应行滑石粉胸膜固定术，尤其是胸腔镜下滑石粉袋式胸膜固定术[24]。

Q70：电视胸腔镜辅助局部胸膜切除术（VATS-PP）在症状缓解中的应用如何？

答：VATS-PP 包括胸腔镜下壁层胸膜减瘤和脏层胸膜剥除。研究显示，与EPP相比，VATS-PP 可改善症状控制。与

单独活检相比，VATS-PP可能有助于改善生存。而相比滑石粉胸膜固定术，VATS-PP 的术后并发症更为常见，而且并未改善总生存率。

— MesoVATS 试验旨在确定与滑石粉胸膜固定术相比，VATS-PP 是否能提高继发于恶性胸膜间皮瘤的胸腔积液患者的生存率，研究结果显示：VATS-PP 组的 1 年总生存率为 52%（95% CI 41～62），滑石粉胸膜固定术组为 57%［风险比 1.04（95% CI 0.76～1.42）；P=0.81］。VATS-PP 术后的手术并发症明显比滑石粉胸膜固定术术后更常见。研究表明，VATS-PP并不能提高MPM患者的总生存率，而滑石粉胸膜固定术对进展期患者可能是更好的选择[25]。

参考文献

[1] 中国医师协会肿瘤多学科诊疗专业委员会.中国恶性胸膜间皮瘤临床诊疗指南(2021版)[J].中华肿瘤杂志,2021,43(4):383-394.

[2] NCCN Gidelines：malignant pleural mesothelioma. version 1.2022.

[3] Flores RM, Pass HI, Seshan VE, et al. Extrapleural pneumonectomy versus pleurectomy/decortication in the surgical management of malignant pleural mesothelioma: results in 663 patients[J]. J Thorac Cardiovasc Surg, 2008, 135:620-626.

[4] Cao C, Tian D, Park J, et al. A systematic review and meta-analysis of surgical treatments for malignant pleural mesothelioma[J]. Lung Cancer, 2014, 83(2):240-245.

[5] Krug LM, Pass HI, Rusch VW, et al. Multicenter phase Ⅱ trial of neoadjuvant pemetrexed plus cisplatin followed by extrapleural pneumonectomy and radiation for malignant pleural mesothelioma[J]. J

Clin Oncol, 2009,27(18):3007-3013.

[6] Bölükbas S, Manegold C, Eberlein M, et al. Survival after trimodality therapy for malignant pleural mesothelioma: Radical Pleurectomy, chemotherapy with Cisplatin/Pemetrexed and radiotherapy[J], Lung Cancer, 2011,71(1):75-81.

[7] Rimner A, Zauderer MG, Gomez DR, et al. Phase II Study of Hemithoracic Intensity-Modulated Pleural Radiation Therapy (IMPRINT) As Part of Lung-Sparing Multimodality Therapy in Patients With Malignant Pleural Mesothelioma[J]. J Clin Oncol, 2016, 34(23):2761-2768.

[8] Chance WW, Rice DC, Allen PK, et al. Hemithoracic intensity modulated radiation therapy after pleurectomy/decortication for malignant pleural mesothelioma: toxicity, patterns of failure, and a matched survival analysis[J]. Int J Radiat Oncol Biol Phys, 2015,91(1):149-156.

[9] Rimner A, Spratt DE, Zauderer MG, et al. Failure patterns after hemithoracic pleural intensity modulated radiation therapy for malignant pleural mesothelioma[J]. Int J Radiat Oncol Biol Phys, 2014, 90(2):394-401.

[10] de Perrot M, Feld R, Cho BC, et al. Trimodality therapy with induction chemotherapy followed by extrapleural pneumonectomy and adjuvant high-dose hemithoracic radiation for malignant pleural mesothelioma[J]. J Clin Oncol, 2009, 27(9):1413-1418.

[11] Treasure T, Lang-Lazdunski L, Waller D, et al. Extra-pleural pneumonectomy versus no extra-pleural pneumonectomy for patients with malignant pleural mesothelioma: clinical outcomes of the Mesothelioma and Radical Surgery (MARS) randomised feasibility study[J]. Lancet Oncol, 2011,12(8):763-772.

[12] Weder W, Stahel RA, Baas P, et al. The MARS feasibility trial: conclusions not supported by data[J]. Lancet Oncol, 2011,12(12):1093-1095..

[13] Kantor T, Wakeam E. Landmark Trials in the Surgical Management of Mesothelioma[J]. Ann Surg Oncol, 2021, 28:2037-2047.

[14] Kim S, Bull DA, Garland L, et al. Is There a Role for Cancer-Directed Surgery in Early-Stage Sarcomatoid or Biphasic Mesothelioma[J]? Ann Thorac Surg, 2019, 107(1):194-201.

[15] Okada M, Mimura T, Ohbayashi C, et al. Radical surgery for malignant pleural mesothelioma: results and prognosis[J]. Interactive Cardiovascular and Thoracic Surgery, 2008, 7(1):102-106.

[16] Rena O, Casadio C. Extrapleural pneumonectomy for early stage malignant pleural mesothelioma: an harmful procedure[J]. Lung Cancer, 2012,77(1):151-155.

[17] de Perrot M, Uy K, Anraku M, et al. Impact of lymph node metastasis on outcome after extrapleural pneumonectomy for malignant pleural mesothelioma[J]. J Thorac Cardiovasc Surg, 2007, 133(1):111-6.

[18] Schumann SO, Kocher G, Minervini F. Epidemiology, diagnosis and treatment of the malignant pleural mesothelioma, a narrative review of literature[J]. J Thorac Dis, 2021, 13(4):2510-2523.

[19] Woolhouse I, Bishop L, Darlison L, et al. British Thoracic Society Guideline for the investigation and management of malignant pleural mesothelioma[J]. Thorax, 2018, 73(Suppl 1):i1-i30.

[20] Flores RM, Zakowski M, Venkatraman E, et al. Prognostic factors in the treatment of malignant pleural mesothelioma at a large tertiary referral center[J]. J Thorac Oncol, 2007, 2(10):957-965.

[21] Meyerhoff RR, Yang CF, Speicher PJ, et al. Impact of mesothelioma histologic subtype on outcomes in the Surveillance, Epidemiology, and End Results database[J]. J Surg Res, 2015, 196(1):23-32.

[22] Bueno R, Opitz I, IASLC Mesothelioma Taskforce. Surgery in Malignant Pleural Mesothelioma[J]. J Thorac Oncol, 2018, 13(11):1638-1654.

[23] Lumachi F, Mazza F, Ermani M, et al. Talc pleurodesis as surgical palliation of patients with malignant pleural effusion. Analysis of factors affecting survival[J]. Anticancer Res, 2012, 32(11):5071-5074.

[24] Xia H, Wang XJ, Zhou Q, et al. Efficacy and safety of talc pleurodesis for malignant pleural effusion: a meta-analysis[J]. PLoS One, 2014, 9(1):e87060. Published 2014 Jan 27.

[25] Rintoul RC, Ritchie AJ, Edwards JG, et al. Efficacy and cost of video-assisted thoracoscopic partial pleurectomy versus talc pleurodesis in patients with malignant pleural mesothelioma (MesoVATS): an open-label, randomised, controlled trial[J]. Lancet, 2014,384(9948):1118-1127.

第 6 篇

内科治疗

6.1 一线治疗推荐

> Q71：在不可切除的MPM患者中，单药化疗与最佳支
> 持治疗相比是否具有优势？

答：综合目前的相关证据来看，在PS 0～2的患者中单药化疗
与最佳支持治疗的疗效比较结论并不明确。对于PS 3～4
的患者，NCCN指南[1]推荐最佳支持治疗。

- 对于不能手术切除的Ⅰ～Ⅲ期患者，推荐单药化疗。不适
合接受含铂双药化疗的患者，可接受的一线单药化疗方案
包括培美曲塞或长春瑞滨[1]。

- 已有多项研究支持在不能切除的MPM患者中，单药化疗方
案有显著获益：

- 在一项Ⅱ期研究中，培美曲塞单药一线治疗MPM有效率为
14.1%，中位生存时间为10.7个月[2]。

- 另一项扩展用药项目（EAP）试验结果显示，培美曲塞单
药用于新治和经治的不可手术MPM患者具有可靠显著获
益，新治和经治患者的中位至疾病进展时间（TTPD）分别
为6.0个月和4.9个月，1年生存率超过54.7%[3]。

- 一项多中心随机临床试验显示，与仅主动控制症状（ASC）
治疗相比，加用长春瑞滨单药仅有小幅度、非显著性的生
存改善（7.6个月 *vs* 8.5个月，*P*=0.29）。但是这项研究的探
索性分析结果显示，加用长春瑞滨组有明显生存获益优势

（P=0.08）[4]。

– 另一项Ⅲ期研究比较了培美曲塞联合最佳支持治疗和单用支持治疗在经治MPM患者中的治疗结局。结果显示，培美曲塞单药方案可明显提高肿瘤缓解率，延迟进展，但OS无明显改善[5]。

> Q72：对于不可切除MPM患者的一线治疗，双药化疗或三药化疗与最佳支持治疗相比，治疗获益优势如何？

答：NCCN指南[1]推荐PS 0～2的不可手术切除MPM患者的优选化疗方案包括：培美曲塞+顺铂/卡铂双药或培美曲塞+顺铂+贝伐珠单抗三药化疗；特定情况下推荐使用吉西他滨联合顺铂，或单用培美曲塞或长春瑞滨；对PS 3～4的患者，则推荐最佳支持治疗。

– 目前探讨双药/三药化疗和仅使用最佳支持治疗的临床结局的研究均在PS 0～2的MPM患者中开展，尚无设计严谨的相关临床研究在PS 3～4的MPM患者中开展：

  • 两项Ⅲ期研究结果分别显示，在PS 0～2的不可手术MPM患者中：相比顺铂单药方案，双药化疗（培美曲塞+顺铂）可明显改善患者生存[6]；双药化疗方案加用贝伐珠单抗组的生存获益明显改善[7]。

  • 其他可选用的双药/三药化疗方案包括培美曲塞/卡铂和

吉西他滨/顺铂[1]。

> Q73：对于晚期MPM患者的一线化疗选择，不同化疗
> 方案之间的获益差异如何？

答：培美曲塞+顺铂+贝伐珠单抗三药方案在改善OS方面优于
　　培美曲塞+顺铂双药方案。需注意的是，对于存在贝伐珠
　　单抗使用禁忌证（包括不可控制的高血压、出血和血栓
　　风险、严重的心血管合并症）的患者，不能选择三药方
　　案[7]。

- 培美曲塞+顺铂或培美曲塞+卡铂方案疗效相似，通常推荐
  培美曲塞+卡铂用于年龄较大、PS评分较差、无法耐受顺铂
  治疗毒性的患者。
- 不能耐受培美曲塞的患者，可选择吉西他滨/顺铂方案作为
  治疗选择。
- 一项多中心Ⅲ期IFCT-GFPC-0701 MAPS临床研究[8]显示，
  培美曲塞+顺铂+贝伐珠单抗三药方案相比培美曲塞+顺铂双
  药方案，可明显改善不可手术、PS 0～2的MPM患者的OS，
  但三药方案的3～4级不良反应发生率更高。
- 多项Ⅱ期临床试验[9-11]表明，培美曲塞＋卡铂有明显的生
  存获益。一项EAP试验[12]共纳入了1704例不可手术切除的
  MPM患者，结果显示，培美曲塞+顺铂或培美曲塞+卡铂患
  者的中位PFS和OS相似。

> **Q74**：对于经培美曲塞治疗达到疾病缓解或疾病稳定的
> 患者，继续使用培美曲塞治疗能否带来获益?

答：经培美曲塞治疗达到疾病缓解或疾病稳定的患者，继续使
用培美曲塞维持治疗（PMT）无毒性、耐受性良好，有
TTP和OS的可靠获益，但仍应在前瞻性随机临床试验中进
一步探索PMT的有效性。

— 在接受含培美曲塞方案诱导治疗6个疗程后未出现疾病进展
的MPM患者中探讨了使用PMT的毒性反应和疗效的一项非
随机临床研究[13]。结果显示：

  • 毒性反应较小：未观察到4级毒性。3级中性粒细
    胞减少、白细胞减少和贫血的发生率分别为15%、
    8%和8%。PMT期间唯一的非血液学3级毒性为疲乏
    （15%）。PMT期间，肌酐清除率从88（±21）ml/min
    降至77（±26）ml/min（$P<0.05$）。停止PMT的原因为
    疾病进展（69%）、毒性（23%）和患者意愿（8%）。

  • 有疗效获益：在PMT期间，诱导治疗后疾病稳定的患者
    有23%达到部分缓解。至进展时间和总生存期分别为3.4
    和6.0个月、8.5和17.9个月（$P<0.0001$）。

> **Q75**：年龄是否会影响到患者化疗用药的选择?

答：通常推荐培美曲塞+卡铂用于年龄较大的MPM患者。年龄

较轻是二线治疗再次使用含培美曲塞化疗方案的适用人群考量因素之一。

–　一项回顾性研究[14]分析了241例老年（≥70岁）MPM患者的临床病历记录，其中180例（75%）患者仅接受了化疗（以培美曲塞为主），其他治疗方法包括手术治疗（18例）和最佳支持治疗（43例）。结果显示，培美曲塞化疗与OS改善相关（HR=0.40），结论认为，培美曲塞化疗方案在老年MPM人群中是可行的。值得注意的是，在探讨含卡铂方案用于MPM患者的临床试验中，≥70岁老年患者比例占比较低（21%～34%），研究人群的中位年龄为65～67岁[14]。

> **Q76：组织学类型是否会影响MPM患者化疗用药选择或化疗疗效?**

答：研究证实了化疗在上皮样肿瘤中可获得更好的疗效。但组织学类型不是铂类药物敏感性的预测因素。

–　一项回顾性研究[15]分析了189例MPM患者的数据，其中85%的患者接受了一线化疗（66% 顺铂+培美曲塞，27% 卡铂+培美曲塞）。根据组织学类型接受一线化疗患者的生存情况进行分析，发现上皮样肿瘤患者的PFS和OS结果较佳：

•　接受一线化疗的上皮样肿瘤患者的中位PFS为4.8个月，而非上皮样肿瘤为3.6个月（HR=1.5，P=0.03）[15]。

- 接受一线化疗的上皮样间皮瘤患者的OS为26.7个月，而非上皮样间皮瘤患者的OS为15.0个月（HR=2.25，$P<0.001$）[15]。

- 但组织学不是铂类药物敏感性的预测因素（PFS的相互作用$P=0.09$，OS的相互作用$P=0.65$）[15]。

Q77：对于不可切除MPM患者，是否有靶向药物可用于一线治疗？

答：目前对于不可切除MPM治疗的患者，一线治疗的靶向药物是VEGF抑制剂贝伐珠单抗。

- 一项多中心Ⅲ期随机试验（IFCT-GFPC-0701 MAPS）[7]对比了培美曲塞+顺铂+贝伐珠单抗与培美曲塞+顺铂治疗不可切除MPM的疗效和安全性。结果显示，贝伐珠单抗联合化疗组与单纯化疗组相比，患者中位OS延长2.7个月（分别为18.8和16.1个月，HR=0.77，$P=0.016$），该研究奠定了培美曲塞+顺铂+贝伐珠单抗方案的一线治疗地位。

Q78：MPM是否需要维持治疗？

答：目前对于MPM的维持治疗的证据结果并不一致。

- 在Arkadiusz Z Dudek 等开展的培美曲塞维持治疗的随机对

照研究[16]中，在培美曲塞+铂类治疗后的CR、PR和SD患者中对比培美曲塞维持治疗组和仅观察组的PFS。共49例患者随机纳入观察组或培美曲塞维持治疗组，结果显示中位PFS无显著改善［3个月（95% CI，2.6～11.9个月）vs 3.4个月（95% CI，2.8～9.8个月），HR=0.99，95% CI，0.51～1.9，P=0.9733］。

— 在评估贝伐珠单抗的IFCT-GFPC-0701 MAPS研究[7]中证实，相比培美曲塞+顺铂双药方案，培美曲塞+顺铂化疗后接受贝伐珠单抗维持治疗可明显改善不可手术、PS 0～2的MPM患者的OS，但三药方案的3～4级不良反应发生率更高。

— 在Ceresoli等开展的一项化疗联合贝伐珠单抗的Ⅱ期单臂研究[17]中，尽管与历史结果相比，观察到更长的OS和更高的生存率，但以贝伐珠单抗进行维持治疗组的中位PFS未得到显著改善。

Q79：在不可切除的MPM患者中，免疫检查点抑制剂相比一线化疗标准治疗带来的生存获益如何？

答：对不可手术切除MPM的患者，纳武利尤单抗+伊匹木单抗的双免疫联合方案也推荐作为优选的一线治疗方案。免疫联合化疗方案也在较早期的研究中显示疗效可靠，安全性可控。

- 双免疫联合治疗（纳武利尤单抗+伊匹木单抗）：CheckMate-743研究[18]纳入605例未经治疗的、组织学确诊为不可切除性的MPM患者，中位随访29.7个月。研究结果显示，双免疫联合一线治疗组患者的总生存较化疗组显著改善（18.1个月 vs 14.1个月，HR=0.74；P=0.002），两组患者的2年总生存率分别为41%和27%。双免疫联合治疗的治疗反应持久存在。无论MPM组织学分型如何，以及无论患者PD-L1表达水平如何均可从双免疫治疗中获益[18]。
- PD-1/PD-L1抑制剂联合化疗：
  • 一项单臂、II期的研究[19]评估了度伐利尤单抗+化疗（CPPD/PEM）一线治疗初治、不可切除性MPM的疗效（DREAM，n=54），结果显示患者6个月时的PFS率为57%。
  • 日本开展的一项纳武利尤单抗联合标准化疗在初治、不可切除性MPM患者中的II期探索性试验（JME-001）[20]的结果显示，77.8%（14/18例）的患者达到完全或部分缓解，且联合方案安全性可控。

Q80：不同组织学类型的MPM患者接受一线免疫治疗的疗效是否存在差异？

答：CheckMate-743研究[18]显示，无论MPM组织学分型如何，与标准化疗相比，患者均可从双免疫治疗中获益。非上皮型与上皮型MPM患者接受双免疫治疗的总生存期无显著差异（18.1个月 vs 18.7个月），鉴于非上皮型MPM患者预后较差，对化疗相对更不敏感，因此在非上皮型MPM患者中，双免疫治疗相较化疗的生存优势尤为显著。

Q81：PD-L1表达对于免疫一线治疗疗效是否有预测作用?

答：尚无强有力的证据支持PD-L1表达可用于MPM免疫一线治疗疗效的预测。因此，PD-L1是否可作为判断患者生存预后的生物标志物，仍需要进一步的探索研究。MPM肿瘤的高异质性、PD-L1检测技术仍缺乏统一标准，以及不同研究的阳性阈值不一致等因素，造成了不同研究的数据报告存在较大差异。

— 在CheckMate-743研究[18]中，虽然观察到了PD-L1≥1%的患者总生存获益相比对应的化疗组人群更为显著。但PD-L1≥1%或<1%的MPM人群接受双免疫治疗的中位OS其实并无显著差别，生存优势的差异主要取决于两组人群对化疗的不同治疗反应。且PD-L1<1%人群样本量较小。

Q82：免疫检查点抑制剂治疗MPM的影像学评估标准是什么?

答：免疫检查点抑制剂（ICI）的治疗效果难以评估，在研究中使用的影像学评估方法有计算机断层扫描（CT）和FDG正电子发射计算机断层扫描（FDG-PET /CT）。在ICI疗效的评估中，CT评估的常用标准是改良RECIST和改良RECIST 1.1；FDG-PET /CT评估的标准有EORTC、PERCIST和imPERCIST。

- 2021年发表的一项回顾性研究[21]显示，FDG-PET和CT的评估标准都可以准确评估MPM ICI治疗反应和预测疾病预后。与CT相比，3个 FDG-PET/CT 评估标准判断的完全代谢反应（CMR）率更高（16.7%），其中两个FDG-PET/CT标准 (EORTC、PERCIST) 判断的部分代谢反应率更高（10%～13.3%）。3个 FDG-PET 标准在预测PFS方面均优于 CT 标准，其中imPERCIST 的准确预测率最高。

6.2 二线及以上治疗推荐

Q83：对于晚期二线MPM患者，有哪些化疗方案选择？

答：对于一线治疗未使用培美曲塞的患者，单药使用培美曲塞可作为二线优选方案。

对于年轻、PS评分良好、一线治疗后无进展生存时间长的患者，一线使用含培美曲塞治疗失败后，后续治疗仍可再次使用培美曲塞。

其他推荐的化疗方案还有长春瑞滨单药或吉西他滨单药。

- 一项国际EAP研究报告了接受单药培美曲塞治疗的 MPM 患者的安全性和疗效数据。该研究共评估了643例患者（247例未接受过化疗，396例接受过预治疗）的疗效。结果显示，培美曲塞单药治疗在未接受过化疗和接受过预治疗的 MPM 患者中均表现出了良好的活性，中位疾病进展时间（TTPD）分别为6.0个月和4.9个月，1年生存率≥54.7%，血液学毒性反应为轻度[3]。

- 一项回顾性多中心调查分析评价了MPM患者接受二线治疗的临床结局，结果显示，在接受培美曲塞预治疗的患者中，与培美曲塞单药治疗相比，再次使用培美曲塞/铂类联合治疗方法可显著降低死亡风险（HR=0.11；$P<$0.001）[22]。

- 一项系统综述[23]共纳入3项Ⅲ期研究、18项Ⅱ期研究和8项回顾性研究，均为二线以上治疗方案的探索。结论认为：MPM的最佳二线及以上挽救治疗是参与临床试验，在没有临床试验的情况下，可考虑含吉西他滨和/或长春瑞滨的方案。此外，对某些培美曲塞敏感的患者，可考虑再次使用培美曲塞[23]。

Q84：对于复发性不可切除MPM患者，是否有证据支持培美曲塞用于二线再治疗？

答：NCCN指南推荐：对于年轻、PS评分良好、一线治疗后无进展生存时间长的患者，一线使用含培美曲塞治疗失败后，后续治疗仍可再次使用培美曲塞。

– 一项回顾性多中心调查分析[22]认为，在特定的培美曲塞经治患者中，再使用含培美曲塞方案可作为二线选择。

– 一项观察性研究[24]评估了经治的不可切除MPM患者再次使用含培美曲塞化疗方案的疗效和安全性，结论同样认为，对于一线培美曲塞治疗后获得持久（＞12个月）疾病控制的MPM患者，培美曲塞再治疗可作为二线选择。

Q85：目前MPM二线化疗的最佳方案是什么？

答：目前尚无证据确定最佳的MPM二线化疗方案。

– 在探讨MPM二线及以上化疗方案的系统综述[23]中，3项Ⅲ期研究均未显示出明显OS获益。研究方案分别为：伏立诺他 *vs* 安慰剂；培美曲塞 *vs* 最佳支持治疗；NGR-hTNF 联合化疗 *vs* 安慰剂联合化疗。Ⅱ期研究（18项）和回顾性研究（8项）证据也不足以推动Ⅲ期研究的开展。

Q86：MPM患者是否有可用于二线治疗的靶向药物？

答：目前尚无推荐用于MPM二线治疗的靶向治疗药物，一些靶向药物在MPM二线治疗中的应用尚在研究阶段，如CDK4/6抑制剂。

- 研究表明，对于CDKN2A突变造成CDK4/6上调的MPM
  患者，可能对CDK4/6抑制剂治疗敏感。目前CDK4/6抑
  制剂治疗相关的临床试验正在进行中（NCT02187783和
  NCT03654833）[25]。

Q87：对于不可切除的晚期MPM患者二线治疗，是否
　　　有证据支持免疫治疗能带来生存获益？

答：对一线未使用过双免疫治疗方案的不可切除晚期MPM患
　　者，指南推荐纳武利尤单抗单药或联合伊匹木单抗可作为
　　优选二线方案。纳武利尤单抗单药已在日本获批用于治疗
　　二线及后线MPM患者。

- 免疫单药治疗
  - 纳武利尤单抗：支持证据有MERIT研究（Ⅱ期单臂研
    究）[26]，其主要终点ORR达29%（10/34例），中位PFS
    和OS分别为6.1个月和17.3个月；CONFIRM研究（随机
    Ⅲ期研究）[27]入组人群主要为3线及后线患者，结果显
    示纳武利尤单抗组与安慰剂组的中位OS分别为9.2个月
    vs 6.6个月（HR=0.72；P=0.018），PFS分别为3.0个月和1.8
    个月（HR=0.61；P＜0.001）；两组的12个月OS率分别为
    39.5%和26.9%；12个月PFS率则分别为14.5%和4.9%。
  - 帕博利珠单抗：Ⅲ期研究PROMISE-meso[28]比较了帕博
    利珠单抗与研究者选择的化疗方案在经治晚期MPM患者

中的疗效，尽管帕博利珠单抗组患者ORR显著较高（帕博利珠单抗组 *vs* 化疗组：22% *vs* 6%，P=0.004），但未能达到其主要终点。

- Avelumab：ⅠB期单药研究（JAVELIN Solid Tumor Trial）[29]结果显示总体人群的ORR为9%，中位PFS为4.1个月，中位OS为10.7个月。

- Tremelimumab：Ⅱ期双盲、安慰剂的对照研究（DETERMINE）[30]初步疗效分析显示其后线治疗MPM患者的ORR为4.5%，研究未能达到其主要终点，tremelimumab较安慰剂未能显示出在OS上的显著延长或改善。

— 双免疫联合治疗：指南推荐纳武利尤单抗单药或联合伊匹木单抗被用于二线及后线患者治疗选择。

- 纳武利尤单抗和伊匹木单抗：一项随机、非比较性Ⅱ期研究（IFCT-1501 MAPS2）[31]在125例经治MPM患者中比较了双免疫联合组和免疫单药治疗的临床结局，结果显示两组患者12周的疾病控制率分别为50%和44%，ORR分别为28%和19%；Ⅱ期单臂研究（INITIATE）[32]也评估了该双免疫联合方案在至少接受过一种铂类化疗后疾病进展的难治性MPM患者中的疗效，结果显示29%（10例）的患者达到PR，38%（13例）的患者达到SD，总疾病控制率达68%。

- tremelimumab和度伐利尤单抗：NIBIT-MESO-1试验[33]（N=40）评估了tremelimumab和度伐利尤单抗双免疫联

合方案在不可切除性MPM患者二线治疗中的疗效，患者中位PFS和OS分别为5.7个月和16.6个月。

Q88：PD-L1表达对于MPM二线及后线免疫治疗疗效的预测作用如何？

答：尚无强有力的证据支持PD-L1表达可用于MPM免疫二线及以上治疗疗效的预测。目前有关PD-L1阳性率及其在MPM二线及以上免疫治疗疗效预测中的数据，均来自小样本量的研究，证据支持力度不足，还需要开展大型研究来验证其结论。

- MERIT研究[26]中，PD-L1阳性（≥1%）人群后线接受纳武利尤单抗治疗的疗效更佳（ORR 40% *vs* 8%），但在Ⅲ期CONFIRM研究[27]中却观察到不同的结果，纳武利尤单抗在PD-L1阴性人群中的获益似乎更为明显。

Q89：不同组织学类型的MPM患者接受二线及以上免疫治疗的疗效是否存在差异？

答：上皮型间质瘤型MPM与非上皮型间皮瘤型的MPM患者接受二线及以上免疫治疗的疗效有差异。

- 在CONFIRM研究[27]的二线及复发患者中，上皮型间质瘤患者接受纳武利尤单抗治疗相比安慰剂组有显著获益，而非上皮型间皮瘤MPM患者接受纳武利尤单抗治疗并无显著获益。

Q90：免疫治疗进展后患者的治疗选择还有哪些？

答：目前没有证据显示接受双免疫一线治疗MPM患者的后续化疗疗效。但基于顺铂或卡铂联合培美曲塞方案在一线治疗中的疗效，建议双药/三药化疗可作为双免疫治疗中或治疗后进展患者的后续选择[34]。对于不适合强化治疗的患者，后续治疗应考虑最佳支持治疗[34]。

Q91：是否有更好的疗效评估标准用于评估晚期胸膜间皮瘤的治疗效果？

答：建议在将来的临床研究中采用"改良RECIST 1.1间皮瘤疗效评估指南"[35]。

- 目前间皮瘤肿瘤疗效评估的事实（de-facto）标准是2004年发表的"改良RECIST标准"，但改良RECIST指南的实际应用存在不同的解读，导致在不同间皮瘤临床试验中对于肿瘤缓解评估出现不准确和不一致的情况[35]。
- 2018年发表了"改良RECIST 1.1间皮瘤疗效评估指南"[35]，该指南结合了"改良RECIST 标准"的推荐内容和其他实践指南提出的方法，包括：①最小可测量病灶的定义；②可测量病灶的定义；③可接受的测量部位；④非胸膜病灶的考量；⑤不可测量胸膜病灶的特征；⑥病理性淋巴结的评估；⑦确定疾病进展；⑧双侧胸膜疾病的测量调整。

- 改良RECIST 1.1间皮瘤疗效评估指南整理并应用了"改良RECIST标准"制定之后所发表的研究，在与改良RECIST标准保持一致的同时，解决了在"改良RECIST标准"中被忽视或未充分描述的肿瘤测量问题[35]。

6.3　治疗新进展

Q92：电场治疗联合化疗在恶性间皮瘤中的作用？

答：**肿瘤电场治疗（TTFields）是FDA批准的一种治疗MPM的新疗法。TTFields联合化疗或放疗（序贯或同步放疗）可作为未来综合治疗的一种新模式。联合药物的选择有免疫药物或抗血管生成药物。未来还有许多问题尚待探索，如寻找获益患者的生物标志物，以及继续探索电场治疗的机制，如干扰有丝分裂之外的抗肿瘤机制及耐药机制。**

- TTFields是一种便携式、无创的局部抗肿瘤治疗方法，通过低强度($1 \sim 3$ V/cm)、中频交流电场($100 \sim 300$ kHz)，作用于增殖癌细胞的微管蛋白，干扰肿瘤细胞有丝分裂，使受影响的癌细胞凋亡并抑制肿瘤生长。

- 发表在柳叶刀杂志的STELLAR研究[36]入组不可切除的初治MPM患者，采用频率为150kHz的连续TTFields联合静脉培美曲塞+铂类化疗6个周期。结果显示，DCR达到97%，ORR为40%，中位OS达18.2个月（95%CI 12.1～25.8），其中上皮样MPM患者中位OS可延长至21.2个月，非上皮型患者的中位OS 12.1个月。常见1～2级不良事件为传感器下皮炎。进行局部皮质类固醇治疗或短暂中断治疗后，皮肤反应均可消退。

参考文献

[1] NCCN Guidelines Panel. Malignant Pleural Mesothelioma, Version 1. 2022, NCCN Clinical Practice Guidelines in Oncology[DB/OL]. National Comprehensive Cancer Network. https://www.nccn.org/patientresources/patient-resources/guidelines-for-patients.

[2] Scagliotti GV, Shin DM, Kindler HL, et al. Phase II study of pemetrexed with and without folic acid and vitamin B12 as front-line therapy in malignant pleural mesothelioma[J]. J Clin Oncol, 2003, 21(8): 1556-61.

[3] Taylor P, Castagneto B, Dark G, et al. Single-agent pemetrexed for chemonaïve and pretreated patients with malignant pleural mesothelioma: results of an International Expanded Access Program[J]. J Thorac Oncol, 2008, 3(7): 764-71.

[4] Muers MF, Stephens RJ, Fisher P, et al. Active symptom control with or without chemotherapy in the treatment of patients with malignant pleural mesothelioma (MS01): a multicentre randomised trial[J]. Lancet, 2008, 371(9625):1685-94.

[5] Jassem J, Ramlau R, Santoro A, et al. Phase III trial of pemetrexed plus best supportive care compared with best supportive care in previously treated patients with advanced malignant pleural mesothelioma[J]. J Clin

Oncol, 2008, 26(10):1698-704.

[6]　Vogelzang NJ, Rusthoven JJ, Symanowski J, et al. Phase Ⅲ study of pemetrexed in combination with cisplatin versus cisplatin alone in patients with malignant pleural mesothelioma[J]. J Clin Oncol, 2003, 21(14):2636-2644.

[7]　Kindler HL, Ismaila N, Armato SG 3rd, et al. Treatment of malignant pleural mesothelioma: American Society of Clinical Oncology Clinical Practice Guideline[J]. J Clin Oncol, 2018, 36(13):1343-1373.

[8]　Zalcman G, Mazieres J, Margery J, et al. Bevacizumab for newly diagnosed pleural mesothelioma in the Mesothelioma Avastin Cisplatin Pemetrexed Study (MAPS): a randomised, controlled, open-label, phase 3 trial[J]. Lancet, 2016, 387(10026):1405-1414.

[9]　Katirtzoglou N, Gkiozos I, Makrilia N, et al. Carboplatin plus pemetrexed as first-line treatment of patients with malignant pleural mesothelioma: a phase II study[J]. Clin Lung Cancer, 2010, 11(1):30-35.

[10] Ceresoli GL, Zucali PA, Favaretto AG, et al. Phase II study of pemetrexed plus carboplatin in malignant pleural mesothelioma[J]. J Clin Oncol, 2006, 24(9):1443-1448.

[11] Castagneto B, Botta M, Aitini E, et al. Phase II study of pemetrexed in combination with carboplatin in patients with malignant pleural mesothelioma (MPM)[J]. Ann Oncol, 2008, 19(2):370-3.

[12] Santoro A, O'Brien ME, Stahel RA, et al. Pemetrexed plus cisplatin or pemetrexed plus carboplatin for chemonaive patients with malignant pleural mesothelioma: results of the International Expanded Access Program[J]. J Thorac Oncol, 2008, 3(7):756-763.

[13] van den Bogaert DP, Pouw EM, van Wijhe G, et al. Pemetrexed maintenance therapy in patients with malignant pleural mesothelioma[J]. J Thorac Oncol. 2006, 1(1):25-30.

[14] Ceresoli GL, Grosso F, Zucali PA, et al. Prognostic factors in elderly patients with malignant pleural mesothelioma: results of a multicenter survey[J]. Br J Cancer, 2014, 111(2):220-226.

[15] Cedres S, Pastrana JDA, Gomez PI, et al. Analysis of chemotherapy efficacy according to histology in malignant pleural mesothelioma

(MPM) patients (p) [DB/OL]. Journal of Clinical Oncology, 2021 ,39(15_ suppl):e20563-e20563.

[16] Dudek AZ, Wang X, Gu L, et al. Randomized Study of Maintenance Pemetrexed Versus Observation for Treatment of Malignant Pleural Mesothelioma: CALGB 30901[J]. Clin Lung Cancer, 2020, 21(6):553-561. e1.

[17] Ceresoli GL, Zucali PA, Mencoboni M, et al. Phase II study of pemetrexed and carboplatin plus bevacizumab as first-line therapy in malignant pleural mesothelioma[J]. Br J Cancer, 2013, 109(3):552-8.

[18] Baas P, Scherpereel A, Nowak AK, et al. First-line nivolumab plus ipilimumab in unresectable malignant pleural mesothelioma (CheckMate 743): a multicentre, randomised, open-label, phase 3 trial[J]. Lancet, 2021, 397(10272): 375-386.

[19] Nowak AK, Lesterhuis WJ, Kok P, et al. Durvalumab with first-line chemotherapy in previously untreated malignant pleural mesothelioma (DREAM): a multicentre, single-arm, phase 2 trial with a safety run-in[J]. Lancet Oncol, 2020, 21(9):1213-1223.

[20] Fujimoto N, Kozuki T, Aoe K, et al. A phase II trial of first-line combination chemotherapy with cisplatin, pemetrexed, and nivolumab for unresectable malignant pleural mesothelioma: JME-001[J]. Ann Oncol, 2020, 31 (suppl_4): S1077.

[21] Kitajima K, Maruyama M, Yokoyama H, et al. Response to Immune Checkpoint Inhibitor Therapy in Patients with Unresectable Recurrent Malignant Pleural Mesothelioma Shown by FDG-PET and CT[J]. Cancers (Basel), 2021, 13(5):1098.

[22] Zucali PA, Simonelli M, Michetti G, et al. Second-line chemotherapy in malignant pleural mesothelioma: Results of a retrospective multicenter survey[J]. Lung Cancer, 2012, 75(3): 360-367.

[23] Abdel-Rahman O & kelany M. Systemic therapy options for malignant pleural mesothelioma beyond first-line therapy: a systematic review[J]. Expert Rev Respir Med, 2015, 9(5): 533-549.

[24] Ceresoli GL, Zucali PA, Vincenzo FD, et al. Retreatment with pemetrexed-based chemotherapy in patients with malignant pleural mesothelioma[J].

Lung Cancer, 2011, 72(1):73-7.

[25] 中国医师协会肿瘤多学科诊疗专业委员会.中国恶性胸膜间皮瘤临床诊疗指南(2021版)[J].中华肿瘤杂志,2021,43(4):383-394.

[26] Okada M, Kijima T, Aoe K, et al. Clinical Efficacy and Safety of Nivolumab: Results of a M ulticenter, Op e n-label, Single-a r m, Japanese Phase Ⅱ study in Mal i gnant Pleural Meso t helioma (MERIT)[J]. Clin Cancer Res, 2019, 25(18):5485-5492.

[27] Fennel D, Ottensmeier, Califano R, et al. Nivolumab Versus Placebo in Relapsed Malignant Mesothelioma: The CONFIRM Phase 3 Trial [DB/OL]. J Thorac Oncol, 2021,16(3S): Abstract PS01.11.

[28] Popat S, Curioni-Fontecedro A, Dafni U, et al. A multicentre randomised phase Ⅲ trial comparing pembrolizumab versus single-agent chemotherapy for advanced pre-treated malignant pleural mesothelioma: the European Thoracic Oncology Platform (ETOP 9-15) PROMISE-meso trial[J]. Ann Oncol, 2020, 31(12):1734-1745.

[29] Hassan R, Thomas A, Nemunaitis JJ, et al. Efficacy and Safety of Avelumab Treatment in Patients With Advanced Unresectable Mesothelioma: Phase 1b Results From the JAVELIN Solid Tumor Trial[J]. JAMA Oncol, 2019, 5(3):351-357.

[30] Maio M, Scherpereel A, Calabrò L, et al. Tremelimumab as second-line or third-line treatment in relapsed malignant mesothelioma (DETERMINE): a multicentre, international, randomised, double-blind, placebo-controlled phase 2b trial[J]. Lancet Oncol, 2017, 18(9):1261-1273.

[31] Scherpereel A, Mazieres J, Greillier L, et al. Nivolumab or nivolumab plus ipilimumab in patients with relapsed malignant pleural mesothelioma (IFCT-1501 MAPS2): a multicentre, open-label, randomised, non-comparative, phase 2 trial[J]. Lancet Oncol, 2019, 20(2):239-253.

[32] Disselhorst MJ, Quispel-Janssen J , Lalezari F, et al. Ipilimumab and nivolumab in the treatment of recurrent malignant pleural mesothelioma (INITIATE): results of a prospective, single-arm, phase 2 trial[J]. Lancet Respir Med, 2019, 7(3):260-270.

[33] Calabrò L, Morra A, Giannarelli D, et al. Tremelimumab combined with durvalumab in patients with mesothelioma (NIBIT-MESO-1): an open-

label, non-randomised, phase 2 study[J]. Lancet Respir Med, 2018, 6(6):451-460.

[34] Nowak AK, Jackson A, Sidhu C. Management of Advanced Pleural Mesothelioma-At the Crossroads[J]. JCO Oncol Pract, 2022, 18(2):116-124.

[35] Armato 3rd SG, Nowak AK. Revised Modified Response Evaluation Criteria in Solid Tumors for Assessment of Response in Malignant Pleural Mesothelioma (Version 1.1)[J]. J Thorac Oncol, 2018, 13(7):1012-1021.

[36] Ceresoli GL, Aerts JG, Dziadziuszko R, et al. Tumour Treating Fields in combination with pemetrexed and cisplatin or carboplatin as first-line treatment for unresectable malignant pleural mesothelioma (STELLAR): a multicentre, single-arm phase 2 trial[J]. Lancet Oncol, 2019, 20(12):1702-1709.

第 7 篇

放射治疗

Q93：EPP术后是否考虑辅助放疗降低局部复发率？

答：EPP术后辅助放疗可以降低局部复发率。近20年间随着高度适形放疗如调强放疗（IMRT）的应用，在研究中可以优化完成半胸腔的高剂量放疗，促进了MPM放疗的进展。需在具有较丰富放疗经验的中心进行半侧胸腔IMRT。

— 前瞻性单臂试验表明，EPP术后完成大剂量半胸腔放疗患者的中位生存时间可达到23.9～39.4个月，且与化疗反应无关，由此表明IMRT可使EPP术后患者获益[1]。

— 多项研究提示，EPP术后辅助放疗可能降低局部复发率[2-5]。

— 患者需满足以下条件，才能进行EPP术后辅助放疗：有良好的体能评分；肺功能和肾功能良好；腹部、对侧胸部或其他部位不存在病变[6,7]。需吸氧治疗的患者，不应考虑术后辅助放疗。

Q94：EPP术后有哪些术后放疗模式选择？

答：目前在临床研究中显示可用于或潜在可应用于在EPP术后高剂量半胸辅助放疗模式有三维适形放疗（3D-CRT）、IMRT、容积弧形调强放疗（VAMT）[1]。

- 3D-CRT：一项前瞻性Ⅱ期研究证据支持其可降低术后局部复发率[5]。

- IMRT：临床研究[8,9]已确认其可改善术后局部复发率，效果优于3DCRT。但临床也报告了较高的致死性放射性肺炎风险（15%~46%）[10,11]。多项研究证实，如严格限制对侧肺，IMRT大剂量半胸放疗科可安全实施，3~4级放射性肺炎发生率降低至<14%，5级（致死性）放射性肺炎发生率降至<6%[1]。

- VAMT：一种近年来新开发的放疗技术。与静态IMRT相比，可在更短的时间内实现更好的剂量适形性，从而保护潜在风险器官，但目前仅在小型前瞻性研究中进行了分析[1]。

Q95：胸膜外全肺切除术（EPP）R0切除术后，如何选择放疗的剂量？

答：美国国家癌症研究所胸部恶性肿瘤指导委员会/国际肺癌研究协会和间皮瘤应用研究基金会对于EPP R0切除后给予危及器官的半胸辅助放疗剂量的推荐：总剂量为45~54Gy，分次1.8~2.0Gy[12]。

Q96：P/D术后是否考虑辅助放疗降低局部复发？

答： 在具有较丰富放疗经验的中心，对体能状态良好的P/D术后MPM患者可以考虑进行辅助化疗及半侧胸腔辅助放疗。理想状态下，应在P/D术后或末次化疗后4～8周内开始辅助放疗。

- Ⅱ期临床试验（IMPRINT研究）[13]评估27例MPM患者，结果显示诱导化疗和P/D术后实施根治性胸膜IMRT（中位剂量46.8Gy，范围28.8～50.4Gy）是安全的，3级放射性肺炎发生率为7%，未观察到4～5级肺炎，但27例可切除患者的局部复发率仍较高（59%）。
- 其他研究[14,15]证实，相比P/D 术后有大体残留肿瘤（R2切除）的患者，广泛P/D手术或R1切除的MPM患者术后辅助放疗后局部复发率明显降低。
- MSKCC研究[16]显示，相比P/D术后使用辅助化疗联合传统放疗组，使用辅助化疗联合半胸IMRT患者的生存预后明显改善。
- 螺旋断层放疗[17,18]和调强质子放疗（IMPT）[19]均在临床研究中用于P/D术后的MPM患者辅助放疗，证据显示有潜在应用价值。

Q97：在确定大体肿瘤体积（gross tumour volume, GTV）和计划靶体积（planning target volume, PTV）时，应参照哪种肿瘤影像学评估方式（CT、PET-CT、MRI）？

答：在确定大体肿瘤体积（GTV）和检测T3～T4期MPM方面，磁共振成像（MRI）扫描的成像模式已被证实更具优势。在存在大体肿瘤并且采用保肺治疗方案时，尤其推荐进行MRI扫描，在这种情况下，T1、T2、脂肪抑制序列和弥散加权MRI可极大地辅助靶区勾画[12]。

— 可基于PET-CT治疗计划扫描勾画GTV和临床靶体积（CTV），并通过四维（4D）CT确定内部靶体积（ITV）校正[12]。如果患者能够配合并耐受，可通过深吸气屏气、腹部按压或门控等运动管理技术替代4D CT扫描[12]。

— 根据肿瘤放射治疗协作组（RTOG）靶区勾画图谱指南，PTV的确定是基于CTV：PTV外部定义为CTV外加上1cm的胸壁外扩展，PTV内部定义为CTV内部向肺实质内扩展6mm，PTV外部和内部之间的体积是最终PTV[12]。

Q98：脊柱L2段膈肌脚区域可进行术后放疗吗？

答：脊柱L2段膈肌脚区域可以进行放疗。等中心点应放置在包含T1顶部、L2椎体底部、椎体对侧缘和胸壁外侧缘2cm边缘的区域中心[12]。

- 在膈肌水平以下，CTV通常仅为单个新月形轮廓，需要扩展覆盖胸膜朝向胸骨、膈肌和膈肌脚至前方中线和后方椎旁间隙。PTV也会向下延伸至膈膜的插入点，通常在L2椎体底部附近[12]。

> Q99：由于局部复发好发于胸腔手术设备（如胸膜抽吸、活检、胸腔引流和胸腔镜检查）侵犯的区域，胸部手术部位是否应及早接受预防性放射治疗？

答：基于SMART研究结果，NCCN指南[6]自2019年开始不再常规推荐进行预防性放疗以降低活检穿刺部位的种植转移风险，但仍有部分专家认为放疗减少了穿刺部位的种植转移。

- 数据显示，胸膜间皮瘤的胸膜穿刺活检会导致肿瘤细胞沿针头或胸膜穿刺器的操作通道扩散至皮肤穿刺或切口部位，高达51%的患者出现症状性皮下转移[20]。
- 但是否应常规对MPM手术通道部位进行预防性的低剂量放射治疗，目前的证据存在争议。
- 早期研究：1995年一项法国的研究[20]显示预防性放疗有助于降低MPM穿刺部位的复发风险，但1999年和2008年的另两项研究^[21,22]结果并不支持这一结论。

- 2016年发表的SMART Ⅲ期研究^[23]显示，相比延迟放疗（出现明显穿刺通道转移），预防性放疗并不能明显降低穿刺通道的复发风险，也没有进一步改善患者生活质量、减少胸部疼痛和止痛剂的使用。但在手术后未接受化疗的患者中，预防性放疗的确能够降低穿刺部位的复发风险。

Q100：对于不可手术的局限性MPM患者，应该选择单纯放疗还是联合化疗？

答：放疗一般不建议单独使用，可作为多学科综合治疗策略的一部分^[24]。

- 尽管传统观念认为MPM对放疗抵抗，但有研究^[1]显示，放疗可以产生积极的治疗效果。
- 在无法手术治疗或手术切除不完整的患者中，不推荐半胸大剂量常规放疗，因为并不能提高生存率，且伴有明显的不良反应^[7]。

Q101：对于晚期患者，低分割放射治疗能否有效缓解胸痛和/或纵隔综合征？

答：对存在明显疼痛和纵隔综合征的晚期MPM患者，通常可进行姑息性放疗。ASCO专家小组和美国国家癌症研究所胸

部恶性肿瘤指导委员会均推荐的标准姑息放疗方案包括：8Gy单次、4Gy 5次或3Gy 10次[12,25]。一些患者可以考虑更高的总剂量，以优化症状缓解率，包括3Gy 10～13次、4Gy 5～10次[12,25]。

— 现有的证据显示，相比3Gy 10次分割方案，每日4Gy或更高的照射剂量可更有效地缓解胸壁疼痛[12]。

Q102：放疗在MPM治疗中有什么作用?

答：在MPM中，放疗可作为多学科治疗的一部分，但并不推荐给患者单纯使用放疗[6,12]。姑息放疗可以用于缓解MPM引起的疼痛[6,12]。

— 最近提出了EPP术前进行新辅助半胸放疗的SMART（Surgery for Mesothelioma After Radiation Therapy）模式[12,26]，这种治疗模式应在有经验的中心开展的相关临床研究中进行。

参考文献

[1] de Perrot M, Wu L, Wu M, et al. Radiotherapy for the treatment of malignant pleural mesothelioma[J]. Lancet Oncol. 2017, 18(9):e532-e542.

[2] Gomez DR, Hong DS, Allen PK, et al. Patterns of Failure, Toxicity, and Survival after Extrapleural Pneumonectomy and Hemithoracic Intensity-Modulated Radiation Therapy for Malignant Pleural Mesothelioma[J]. J Thorac Oncol, 2013, 8(2):238-45.

[3] Rice DC, Stevens CW, Correa AM, et al. Outcomes After Extrapleural

Pneumonectomy and Intensity-Modulated Radiation Therapy for Malignant Pleural Mesothelioma[J]. Ann Thorac Surg, 2007, 84(5): 1685-1693.

[4] Yajnik S, Rosenzweig KE, Mychalczak B, et al. Hemithoracic radiation after extrapleural pneumonectomy for malignant pleural mesothelioma[J]. Int J Radiat Oncol Biol Phys, 2003, 56(5): 1319-1326.

[5] Rusch VW, Rosenzweig K, Venkatraman E, et al. A phase II trial of surgical resection and adjuvant high-dose hemithoracic radiation for malignant pleural mesothelioma[J]. J Thorac Cardiovasc Surg, 2001, 122(4): 788-795.

[6] NCCN Guidelines Panel. Malignant Pleural Mesothelioma, Version 1. 2022, NCCN Clinical Practice Guidelines in Oncology[DB/OL]. National Comprehensive Cancer Network. https://www.nccn.org/patientresources/ patient-resources/guidelines-for-patients.

[7] Gupta V, Mychalczak B, Krug L, et al. Hemithoracic radiation therapy after pleurectomy/decortication for malignant pleural mesothelioma[J]. Int J Radiat Oncol Biol Phys, 2005, 63(4): 1045-1052.

[8] Buduhan G, Menon S, Aye R, et al. Trimodality therapy for malignant pleural mesothelioma[J]. Ann Thorac Surg, 2009, 88(3): 870-75.

[9] Krayenbuehl J, Dimmerling P, Ciernik IF, et al. Clinical outcome of postoperative highly conformal versus 3D conformal radiotherapy in patients with malignant pleural mesothelioma[J]. Radiat Oncol, 2014, 9: 32.

[10] Allen AM, Czerminska M, Jänne PA, et al. Fatal pneumonitis associated with intensity-modulated radiation therapy for mesothelioma[J]. Int J Radiat Oncol Biol Phys, 2006, 65(3): 640-45.

[11] Kristensen CA, Nøttrup TJ, Berthelsen AK, et al. Pulmonary toxicity following IMRT after extrapleural pneumonectomy for malignant pleural mesothelioma[J]. Radiother Oncol, 2009, 92(1): 96-99.

[12] Gomez DR, Rimner A, Simone II CB, et al. The Use of Radiation Therapy for the Treatment of Malignant Pleural Mesothelioma: Expert Opinion from the National Cancer Institute Thoracic Malignancy Steering Committee, International Association for the Study of Lung Cancer, and Mesothelioma Applied Research Foundation[J]. J Thorac Oncol, 2019, 14(7):1172-1183.

[13] Rimner A, Zauderer MG, Gomez DR, et al. Phase II Study of Hemithoracic Intensity-Modulated Pleural Radiation Therapy (IMPRINT) As Part of Lung-Sparing Multimodality Therapy in Patients With Malignant Pleural Mesothelioma[J]. J Clin Oncol, 2016, 34(23):2761-2768.

[14] Chance WW, Rice DC, Allen PK, et al. Hemithoracic intensity modulated radiation therapy after pleurectomy/decortication for malignant pleural mesothelioma: toxicity, patterns of failure, and a matched survival analysis[J]. Int J Radiat Oncol Biol Phys, 2015, 91(1):149-56.

[15] Rimner A, Spratt DE, Zauderer MG, et al. Failure patterns after hemithoracic pleural intensity modulated radiation therapy for malignant pleural mesothelioma[J]. Int J Radiat Oncol Biol Phys, 2014, 90(2):394-401.

[16] Shaikh F, Zauderer MG, von Reibnitz D, et al. Improved Outcomes with Modern Lung-Sparing Trimodality Therapy in Patients with Malignant Pleural Mesothelioma[J]. J Thorac Oncol, 2017, 12(6):993-1000.

[17] Minatel E, Trovo M, Bearz A, et al. Radical Radiation Therapy After Lung-Sparing Surgery for Malignant Pleural Mesothelioma: Survival, Pattern of Failure, and Prognostic Factors[J]. Int J Radiat Oncol Biol Phys, 2015, 93(3):606-13.

[18] Kishan AU, Cameron RB, Wang PC, et al. Tomotherapy improves local control and changes failure patterns in locally advanced malignant pleural mesothelioma[J]. Pract Radiat Oncol, 2015, 5(6):366-73.

[19] Pan HY, Jiang S, Sutton J, et al. Early experience with intensity modulated proton therapy for lung-intact mesothelioma: A case series[J]. Pract Radiat Oncol, 2015, 5(4):e345-e353.

[20] Boutin C, Rey F, Viallat JR. Prevention of malignant seeding after invasive diagnostic procedures in patients with pleural mesothelioma. A randomized trial of local radiotherapy[J]. Chest, 1995, 108(3):754-8.

[21] L de Graaf-Strukowska, J van der Zee, W van Putten, et al. Factors influencing the outcome of radiotherapy in malignant mesothelioma of the pleura--a single-institution experience with 189 patients[J]. Int J Radiat Oncol Biol Phys, 1999, 43(3):511-516.

[22] Di Salvo M, Gambaro G, Pagella S, et al. Prevention of malignant seeding

at drain sites after invasive procedures (surgery and/or thoracoscopy) by hypofractionated radiotherapy in patients with pleura mesothelioma[J]. Acta Oncol, 2008, 47(6):1094-1098.

[23] Clive AO, Taylor H, Wilson P, et al. Prophylactic radiotherapy for the prevention of procedure-tract metastases after surgical and large-bore pleural procedures in malignant pleural mesothelioma (SMART): a multicentre, open-label, phase 3, randomised controlled trial[J]. Lancet Oncol, 2016, 17(8):1094-1104.

[24] 中国医师协会肿瘤多学科诊疗专业委员会.中国恶性胸膜间皮瘤临床诊疗指南(2021版)[J].中华肿瘤杂志,2021,43(4):383-394.

[25] Kindler HL, Ismaila N, Armato SG 3rd, et al. Treatment of malignant pleural mesothelioma: American Society of Clinical Oncology clinical practice guideline[J]. J Clin Oncol, 2018, 36(13):1343-1373.

[26] John Cho BC, Donahoe L, Bradbury PA, et al. Surgery for malignant pleural mesothelioma after radiotherapy (SMART): final results from a single-centre, phase 2 trial[J]. Lancet Oncol, 2021, 22(2):190-197.

第 8 篇

支持治疗

Q103：姑息性手术治疗的目的及选择?

答：姑息性手术治疗的适合人群：因肿瘤分期或疾病状态不适合接受宏观完全切除，但有症状，且胸腔穿刺和导管引流治疗无效的患者[1]。

－　姑息性手术治疗的目的：应考虑保留实质的减瘤P/D手术或部分胸膜切除术。以释放受压的肺，改善呼吸功能[1]。

－　手术方式选择：

•　保留实质的减瘤P/D手术或部分胸膜切除术，可使用电视辅助胸腔镜(VATS) 手术[1]。

•　留置胸腔导管也是快速缓解复发性胸腔积液的非常好的替代方法[1]。

•　滑石粉胸膜固定术可有效预防胸腔积液复发，但需要充分扩张肺[1]。

Q104：可针对哪些病灶进行姑息性放疗?

答：姑息性放疗可用于：缓解胸部疼痛[2]；支气管和食道阻塞[2]；出现间皮瘤相关症状的其他部位，如骨转移或脑转移[2]。

> **Q105：姑息性放射治疗方式应选择3D适形放射治疗还是IMRT？放射剂量是多少？**

答：放射治疗方式推荐：**调强适形放疗（IMRT）是NCCN指南[1]推荐优选的放疗技术，可综合考虑靶病灶覆盖和正常组织耐受性。**

– 放射剂量推荐：ASCO专家小组[3]和美国国家癌症研究所胸部恶性肿瘤指导委员会[4]均推荐的标准姑息放疗方案包括：8Gy 单次、4Gy 5次或3Gy 10次。NCCN指南推荐的姑息放疗剂量见表8-1[1]。现有的证据显示，相比3Gy 10次分割方案，每日4Gy或更高的照射剂量可更有效地缓解胸壁疼痛[4]。

表8-1　NCCN指南推荐的姑息放疗剂量

治疗类型	总剂量	分次剂量	治疗时间
姑息治疗			
复发结节引起的胸壁疼痛	20～40Gy	≥4Gy	1～2周
	30Gy	3Gy	2周
多处脑或骨转移	30Gy	3Gy	2周

> **Q106：如何考量姑息性放射治疗介入的时机？**

答：ERS/ESTS/EACTS/ESTRO指南推荐[5]：**肿瘤侵袭正常组**

织，引起局部疼痛时，建议给予姑息性放疗以缓解症状。

— ASTRO 肺癌姑息性胸部放疗指南推荐[6]：胸部姑息性放疗的适应证包括但不限于咯血、咳嗽、胸痛、呼吸困难、阻塞性肺炎、食管压迫相关吞咽困难、上腔静脉综合征、声嘶或喘鸣。恶性胸腔积液、淋巴管癌病和多叶实质性疾病引起的症状通常不适合姑息性胸部放疗。

Q107：有哪些可以推荐的缓解癌症疼痛的治疗方式？

答：目前用于缓解癌症疼痛的治疗方式包括药物管理、放疗、介入性疼痛管理、手术治疗，但有些仍存在争议。

— 药物管理[7]：按照WHO癌症疼痛缓解阶梯。第一步，建议首先使用对乙酰氨基酚和非甾体抗炎药；第二步，对于中度疼痛可加用弱阿片类药物，如可待因或曲马多；第三步，对于重度疼痛可加用强阿片类药物。MPM表现出两种最难控制的疼痛：癌症诱导的骨痛和神经性疼痛。由于对神经血管束的局部效应，MPM患者的疼痛体验具有强烈的神经病变成分。除阿片类药物外，还应使用辅助药物靶向特定的神经病理性疼痛机制。最常用的是三环类抗抑郁药和抗癫痫药，如加巴喷丁和普瑞巴林。

— 放疗[7]：由于危及器官剂量限制等问题，MPM的放疗剂量不能随意增加。因此，放疗在MPM中的应用在很大程度上仅限于缓解症状，应使用正常组织可以耐受的适度剂量。

-   介入性疼痛管理[7]：由于MPM疼痛的结构广泛和多模态病理生理学，产生的疼痛综合征（如胸膜综合征）可能对常规药物方案耐药，在该综合征中，由于自主神经、肋间神经和偶尔累及臂丛神经结构，疼痛通常表现为混合性伤害性和神经病理性疼痛特征。在这种情况下，可以使用介入技术，如脊髓切断术。但脊髓切断术的使用效果在不同人群存在差异，不能普及应用。

-   手术[7]：作为三模式方法组成之一的手术治疗是MPM最积极的治疗选择。但其在生存结局和症状缓解中的作用仍存在争议。

Q108：对于晚期后线患者，如何有效平衡保证生存质量与避免过度医疗？

答：生活质量研究[9]表明，恶性间皮瘤患者的症状负担很重。及早开展姑息治疗可显著改善患者生活质量和生存率[10,11]。因此应该在MPM患者确诊后就启动姑息和支持治疗[8]：

-   控制胸腔积液是恶性胸膜间皮瘤患者姑息治疗的主要手段[8]。对有疼痛性胸壁浸润或结节者应考虑姑息性放疗[8]。

-   应遵循WHO癌痛管理原则，姑息治疗专家应早期参与难治性或治疗无效的疼痛患者管理[8]。

- 医疗保健专业人员需要充分了解并成为良好的沟通者，尤其是关于临终问题和姑息治疗[8]。
- 护理人员应收到关于恶性胸膜间皮瘤患者生活和临终关怀后果的信息[8]。应该为患者和护理人员提供咨询疾病信息的途径[8]。

> Q109：是否有有效的心理干预机制应用到MPM患者的姑息治疗中？

答：2013年的澳大利亚MPM指南[8]提出应关注患者的以下心理需求：

- 获得信息和交流的需求：提供针对个体的明确信息；重复并总结重要信息；鼓励提问；主动核对个人理解；提供额外的书面/视听信息。
- 情感需求：良好的姑息和支持治疗的核心要素是识别并协助处理各种社会和心理压力的来源。医疗保健提供者应能够引出并应对触发情绪的原因，对患者需求进行系统评估，并提供或安排适当的多学科转诊，包括向患者及其家属提供咨询。
- 日常生活和社交需求：应该对患者的心理痛苦和未满足的需求进行筛查。
- 照护者和家属的心理需求：必要时应将患者和护理人员转诊至合适的咨询服务机构；应向照护者提供相关信息、指导和情感支持。

- 建议由接受过MPM患者护理培训的专科护士提供心理干预
  咨询。

Q110：恶性间皮瘤的生存率如何？

**答：间皮瘤恶性程度高，预后差，虽然发病相对罕见，但病死
率极高。近年来MPM患者的生存率数据有上升趋势，女性
生存率普遍比男性生存率高。**

- 随着社会经济的发展以及诊疗水平的提高，恶性间皮瘤的
  生存率有上升的趋势。根据美国SEER项目癌症统计数据
  显示，2009—2015年的5年相对生存率最高，为10.6%，见
  表8-2[12]。

- 澳大利亚某地区的5年相对生存率从1972—1981年的4.9%升
  至2002—2006年的9.4%[13]。

- 我国的恶性间皮瘤生存率报道较少。

表8-2　美国恶性间皮瘤5年相对生存率（%）[12]

年份	总生存率	男性患者生存率	女性患者生存率
1975—1977	9.7	3	26.7
1978—1980	6	5.5	8.1
1981—1983	7.7	5.3	15.1
1984—1986	6.6	4.3	13.9
1987—1989	6.2	4.6	12.2

续表

年份	总生存率	男性患者生存率	女性患者生存率
1990—1992	7.7	4.2	20.6
1993—1995	6.5	3.2	18.7
1996—1998	9.8	8.2	15.2
1999—2001	7.6	5.3	15.9
2002—2004	6.6	4.9	11.6
2005—2008	9.4	7	17
2009—2015	10.6	7.6	19.7

参考文献

[1]　Bueno R, Opitz I. Surgery in Malignant Pleural Mesothelioma[J]. J Thorac Oncol[J]. 2018, 13(11):1638-1654.

[2]　NCCN Guidelines Panel. Malignant Pleural Mesothelioma, Version 2. 2021, NCCN Clinical Practice Guidelines in Oncology[DB/OL]. National Comprehensive Cancer Network. https://www.nccn.org/patientresources/patient-resources/guidelines-for-patients.

[3]　Kindler HL, Ismaila N, Armato SG 3rd, et al. Treatment of malignant pleural mesothelioma: American Society of Clinical Oncology clinical practice guideline[J]. J Clin Oncol. 2018, 36(13):1343-1373.

[4]　Gomez DR, Rimner A, Simone Ⅱ CB, et al. The Use of Radiation Therapy for the Treatment of Malignant Pleural Mesothelioma: Expert Opinion from the National Cancer Institute Thoracic Malignancy Steering Committee, International Association for the Study of Lung Cancer, and Mesothelioma Applied Research Foundation[J]. J Thorac Oncol, 2019, 14(7):1172-1183.

[5]　Scherpereel A, Opitz I, Berghmans T, et al. ERS/ESTS/EACTS/ESTRO guidelines for the management of malignant pleural mesothelioma[J]. Eur Respir J, 2020, 55(6):1900953.

[6]　Rodrigues G, Videtic G, Sur R, et al. Palliative thoracic radiotherapy in

lung cancer: An American Society for Radiation Oncology evidence-based clinical practice guideline[J]. Practical Radiation Oncology, 2011, 1(2):60-71.

[7] Saunders J, Ashton M, Hall C, et al. Pain management in patients with malignant mesothelioma: challenges and solutions[J]. Lung Cancer (Auckl) [J], 2019, 10:37-46.

[8] van Zandwijk N, Clarke C, Henderson D, et al. Guidelines for the diagnosis and treatment of malignant pleural mesothelioma[J]. J Thorac Dis, 2013, 5(6):E254-E307.

[9] Nowak AK, Stockler MR, Byrne MJ. Assessing quality of life during chemotherapy for pleural mesothelioma: feasibility, validity, and results of using the European Organization for Research and Treatment of Cancer Core Quality of Life Questionnaire and Lung Cancer Module[J]. J Clin Oncol, 2004, 22(15):3172-80.

[10] Temel JS, Greer JA, Muzikansky A, et al. Early palliative care for patients with metastatic non-small-cell lung cancer[J]. N Engl J Med, 2010, 363(8):733-42.

[11] Waller A, Girgis A, Johnson C, et al. Implications of a needs assessment intervention for people with progressive cancer: impact on clinical assessment, response and service utilisation[J]. Psychooncology, 2012, 21(5):550-7.

[12] Howlader N, Noone AM, Krapcho M, et al. SEER Cancer Statistics Review, 1975-2016, National Cancer Institute[DB/OL]. https://seer.cancer.gov/csr/1975_2016/, based on November 2018 SEER data submission, posted to the SEER web site, April 2019.

[13] Zandwijk N V, Soeberg M J, Currow D C, et al. Patterns in the incidence, mortality and survival of malignant pleural and peritoneal mesothelioma, New South Wales, 1972-2009[J]. Australian & New Zealand Journal of Public Health, 2015, 40(3):200-206.

第 9 篇

中医治疗

Q111：恶性间皮瘤的中医病因病机？

答：临床常根据恶性胸膜间皮瘤的症候特点，将其归属为"胸痞""悬饮""胸痹"等病证范畴。本病多由于机体阳气素虚，肺脾肾三脏的气化功能失调，无力推动和运化水津，复感寒湿，致使痰、毒、瘀内著胸膜，日久成癌瘤[1]。

Q112：恶性间皮瘤急性期和缓解期的中医治法及代表方剂？

答：恶性间皮瘤急性期症见喘憋、胸痛、胸闷痞满、渴不欲饮、下肢浮肿、形寒肢冷、四肢发凉、面青唇紫，伴有眩晕、恶心呕吐、流涎、小便短少，舌淡、苔滑，脉沉细而滑。

- 以温助阳气、泻水利肺为主要治法[2]。主要代表方为葶苈大枣泻肺汤、真武汤、五苓散[2]。

- 恶性间皮瘤缓解期证见喘憋、胸痛、咳嗽声低、气短而喘、吐痰清稀、面颊潮红、五心烦热、口燥咽干、烦躁失眠、食少、腹胀、便溏、舌淡、苔白滑[2]。以补肺健脾、温化饮邪、养阴清肺为主要治法[2]。主要代表方为参苓白术散、防己黄芪汤合沙参麦冬汤[2]。

参考文献

[1] 陈汉锐.林丽珠教授从"胸痹"论治恶性胸膜间皮瘤经验介绍[J].沈阳：辽宁中医药大学学报, 2010, 12(09):142-143.

[2] 张葛,花宝金. 辨治恶性胸膜间皮瘤体会[J]. 北京：中国中医药信息杂志, 2012,08:84.